OSCAR

So hätt' ich die Frauen verführt

Buch

Was Frauen wirklich wollen, weiß am besten der, dem sie sich vorbehaltlos anvertrauen: der schwule Freund – bewährter Seelentröster und wohlwollender Frauenversteher. Doch all das mitgeteilte Beziehungselend treibt auch den gütigsten Gemütsmenschen irgendwann zur Flucht nach vorn. Oscar: »Seit Jahren stehe ich meinen Freundinnen mit tröstenden Worten und gutem Rat zur Seite, wenn sie, der Verzweiflung nahe, im Strudel der Gefühle mal wieder unterzugehen drohen. Am Ende wäre es mir ein Leichtes, selbst als »prince charming« bei ihnen zu landen. Das mag anmaßend klingen, doch leider habe ich gar nichts davon. Denn für diese Art, den Fortbestand der Menschheit zu sichern, bin ich endgültig verloren. Dennoch möchte ich meinen Beitrag leisten und habe also beschlossen, meine gesammelte Erfahrung für eine erfolgsmaximale Kontaktaufnahme von Mann und Frau zur Verfügung zu stellen. Ganz egoistisch betrachtet hoffe ich, nach Veröffentlichung dieses Buches endlich wieder zu einem normalen Gebrauch meines Telefons zurückzufinden.«

Autor

Im Wesentlichen verfolgt Oscar mit diesem Buch zwei Ziele: 1. die Rettung der Menschheit, und 2. die Entlastung seines Telefonanschlusses. In beiden Fällen erhebt er absolute Diskretion zum obersten Prinzip.

OSCAR

So hätt' ich die Frauen verführt

Ein Schwuler verrät, was Männer wissen sollten

Aus dem Französischen
von Harald Riemann

GOLDMANN

Die Originalausgabe erschien unter dem Titel
»Conseils d'un homo aux hétéros pour séduire les femmes«
bei Editions du Rocher, Paris.

Deutsche Erstveröffentlichung

Umwelthinweis:
Alle bedruckten Materialien dieses Taschenbuches
sind chlorfrei und umweltschonend.

Der Goldmann Verlag
ist ein Unternehmen der Verlagsgruppe Random House GmbH

Deutsche Erstausgabe Juli 2002

Umschlaggestaltung: Design Team München
Umschlagabbildung: Die Kleinert
Satz: DTP im Verlag
Druck: Elsnerdruck, Berlin
Verlagsnummer: 15182
Redaktion: Martina Georg
KF · Herstellung: Sebastian Strohmaier
Made in Germany
ISBN 3-442-15182-1
www.goldmann-verlag.de

1 3 5 7 9 10 8 6 4 2

Verzeichnis

Ein paar praktische Anleitungen

Für Marianne C., Chantal D., Arlette N., Nathalie M., Danielle L., Marie-Christine B., Amélie de B, Frédérique T., Éléonore S., Monica L., Sophie P., Caroline C., Chantal M., Catherine L., Jeanne K., Inès S., Sylvia H., Bette N., Brigitte B., Micheline R., Thérésa V., Blanche O., Éliane B., Olga Z., Andréa P., Pascaline A., Aude M., Anne-Marie G., Marion R., Marisa B., Nadia L., Edda V., Ghislaine P., Julia D., Corinne L., Simone L., Josée M., Rachel R., Renate von K., Rebecca F., Sandrine L., Bénédicte B., Diane K., Anna O., Alexandra C., Angélique M., Maud R., FranVoise E., Stéphanie P., Florence A., Marie-France C., Isabelle A., Anne Laure H., Jacqueline B., Renée E., Estelle L., Chris C., Cléo P., Virginia T., Vita S., Violette V., Henrietta H., Colette D., Sabina R., Naomi, Alma B., Lisl D., Juliette V., Griselda D., Marielle A., Éveline M., Gene D., Ava, Rita, Salomée K., Conception R., Victoria C., Eugénia M., Charlotte T., Juliette C., Ruella P., Phœbée Y., Irina O., Ysaure V., Adélaide G., Laura B., Agnès S., Karine V., Josyanc L., Virna V., Myriam P., Mélina R., Stéphane A., Kim, Deborah R., Sarah E., Olympia P., Lily V., Alicia K., Fabienne V., Claudine C., Laetitia, Aurore, Tania, Yvonne, Félicité, Gabriella, Faustine, Nina, Audrey G., Priscilla F., Désirée G., Ariane MKS., Aliénor MKS., Dominique H., Léone de B., Gilberte C., Lucia B., Boubou, Paquita, Ramona, Kate K., Élisabeth T., Césarine, Bérangère B., Geneviève P., Coco V., Florette P., Miranda R., Lana F., Rosamund M., Venetia S., Jane, Anita F., etc. sowie für all meine anderen unschuldigen, anbetungswürdigen und grausamen Gefährtinnen, die Schuld an meinen schlaflosen Nächten tragen

»Madame, was haben Sie zu sagen?
Sowohl über die Sache,
als auch über das Wort,
denn oft hat man die Sache an Ihnen begangen,
denn oft hat man Ihnen das Wort gesagt.
Also, über das Wort und die Sache,
über die Sache und das Wort,
etwas zu sagen, fällt Ihnen bestimmt nicht schwer.
Sie sagen kein Wort,
das lässt schon auf die Sache schließen.
Was mich angeht, hier ist mein Wort
sowohl über das Wort,
als auch über die Sache.
Ich muss gestehen, mir gefällt das Wort,
ich muss gestehen, mir gefällt die Sache.
Aber es ist so eine Sache mit dem Wort,
mit dem Wort um die Sache,
denn die Sache ohne das Wort,
das Wort ohne die Sache,
sind in meinen Augen viel zu wenig.
Ich glaube sogar, die eine oder andere Sache hinzufügen
  zu können,
einen Vorteil, den das Wort über die Sache hat,

ist der, dass man das Wort noch sagt,
während man die Sache nicht mehr tut,
und das ist, weiß Gott, recht wenig,
doch immerhin noch eine Sache an sich.
Madame, gestatten Sie mir noch ein Wort
über das Wort und die Sache,
ein ganz kleines Wort,
das Sie nicht viel kosten wird:
Madame, sagen Sie mir das Wort,
und ich gehe an Ihnen über zur Sache ...«

Das Wort und die Sache
Abbé de L'Attaignant, 18. Jahrhundert

»Sie wähnen sich wer weiß wie frei, doch im Geiste tragen sie immer noch ihre Reifröcke, diese Schlampen!«

Jean-Louis Dabadie

Vorwort

Die Idee zu diesem Buch kam mir im Verlauf eines Abendessens, als ich einem Freund dabei zusah, wie er einer wunderschönen Frau den Hof zu machen versuchte. Ich sah, wie er sich nach und nach in jedes Wort und jeden verführerischen Satz hineinsteigerte, was schließlich das genaue Gegenteil seiner Absichten bewirkte. Es war ein totaler und bedauernswerter Flop, der mich fast an der in mancher Hinsicht bemerkenswerten Intelligenz dieses Mannes zweifeln ließ.

Es war nicht das erste Mal (und leider auch nicht das letzte), dass ich Zeuge eines solchen Debakels werden musste. Die Situation zwischen Männern und Frauen scheint zwischen Sezessionskrieg und Revolution zu schwanken – nichts geht mehr: Auf der einen Seite die Frauen, die einen sehr hohen Preis für ihre Befreiung zahlen, auf der anderen Seite unsere männliche Bevölkerung, die fürchtet, dem nicht gewachsen zu sein, und alles daransetzt, die Aktivitäten ihres kleinen Appendix zu vervielfältigen.

An jenem Abend saß ich jedenfalls in meiner Ecke und wusste genau, was man hätte sagen, tun, verschweigen müssen. Ich genoss das Paradox, die Frauen so gut zu kennen, dass es mir viel leichter gefallen wäre, das zu leisten, was mir für immer nur aus der Sicht des Zuschauers vergönnt bleibt. Hätte ich doch nur das geringste persönliche Interesse in der ganzen Angelegenheit. Das ist nicht der Fall. Und doch finde ich Frauen eigentlich viel interessanter als Männer – mal abgesehen von ein, zwei entscheidenden Kleinigkeiten. Das Leben ist eben verdammt ungerecht.

Seit Jahren höre ich mir das Gefühlsleben meiner Freundinnen an, tröste sie und teile Ratschläge aus. Mangels angebrachter Taten, finde ich die richtigen Worte, und so manchen Tag habe ich wahrhaftig den Eindruck, eine Praxis für sexologische Beratung beziehungsweise ein Eheanbahnungsinstitut zu führen. Meine Freundinnen sind mir alle Schwestern, Musen, Mütter, Doppelgängerinnen, und ich genieße den Vorteil, dass sie sich mir ohne jeden Vorbehalt anvertrauen können.

Da ich offenbar nicht umhin komme, auf meine Art an der langen Kette biologischer Prozesse mitzuschmieden, die die Zukunft der Menschheit sichert, will ich meine Erfahrungen in den Dienst der Sache stellen, für die ich rettungslos verloren bin. Darüber hinaus hege ich die ganz egoistische Hoffnung, dieses Büchlein möge es mir ermöglichen, mein Telefon irgendwann einmal wie jeder normale Mensch benutzen zu können.

Der langen Rede kurzer Sinn: Jungs, ich habe es ein für alle Mal satt, von all den Frauen ständig telefonisch belagert zu werden. Wenn ihr meinen Tipps folgt, springt für euch alle viel mehr Vergnügen und für mich etwas mehr Ruhe heraus.

Nota bene: Meine Freunde bezeichnen mich schon als die Nadine de Rothschild des Sex. Das schmeichelt mir natürlich unendlich, aber man sollte eines nicht vergessen: dass sich der Sex zum Anstand etwa so verhält wie der Nachtisch zur Vorspeise.

Verführungstest

Ganz schön hart ..., aber so nun auch wieder nicht

Um uns richtig in Stimmung und Schwung zu bringen, wollen wir mit einem kleinen Experiment beginnen – einfach nur ein paar Fragen, aus denen hervorgeht, ob dieses Büchlein für Sie überhaupt in Frage kommt, ein harmloser Test, der offenbaren soll, wo der Schuh drückt oder ob Sie nicht doch im Besitz all der unerlässlichen Künste sind, um die Frauen zu verführen ... Ich weiß natürlich sehr wohl, dass diese Art von Test im Allgemeinen dem Ende vorbehalten ist – da man jedoch davon ausgehen kann, dass Sie ein vielbeschäftigter Mann sind, will ich Ihre kostbare Zeit nicht länger als nötig in Anspruch nehmen (wenngleich es natürlich schon einer gewissen Einführung bedarf ...[1])

Betrachten Sie sich im Spiegel und seien Sie mal ganz ehrlich. Sehen Sie vielleicht Rhett Butler ähnlich oder Bruce Willis, Johnny Depp oder Brad Pitt? (Ich meine, so im Großen und Ganzen – die Phantasie der Frauen ist grenzenlos!) Wenn Sie diese Frage aufrichtig bejahen können[2], haben

1 Wenn Sie bis hierher nichts schockiert hat, gehen Sie direkt zur »Bestandsaufnahme« (Seite 33) über und absolvieren Sie den Test erst, nachdem Sie das Buch gelesen haben ... Das Resultat könnte Sie womöglich demoralisieren, obwohl Sie voller guter Absichten sind.

2 Fragen Sie auf keinen Fall Ihre Sekretärin, denn sie hat schließlich Kinder zu ernähren.

Sie mich überhaupt nicht nötig – jedenfalls im Moment nicht. Ihre körperlichen Vorzüge als Sexsymbol werden Ihnen stets den passenden Schuh garantieren, auch wenn Sie ständig den Schuster wechseln. Fällt Ihre Antwort gegenteilig aus, werden Sie Ihr Liebesrepertoire immer mal ein wenig auffrischen müssen, ganz egal, ob Sie weiter polygamer Umtriebigkeit frönen oder auf eine Seelenverwandtschaft aus sind, vielleicht sogar beides zugleich suchen (was viel häufiger der Fall ist, als allgemein angenommen wird).

Sie glauben mir nicht? Sie meinen, alles über dieses Thema zu wissen? Und Sie sind mehr denn je von Ihrer Überlegenheit überzeugt, angesichts der vielen Single-Frauen?

Großer IRRTUM! Sicher gibt es viele allein stehende Frauen – in geradezu unglaublichem Ausmaß und allen Stilrichtungen –, aber haben Sie sich einmal Gedanken über die Gründe für dieses Phänomen gemacht?

Immerhin steht allen demographischen Berichten zufolge der Mann noch nicht auf der Liste der vom Aussterben bedrohten Arten (obgleich ...). Warum sollte man sich nun dieser Flut von Herzen stellen?[3] Weil sich in puncto *Zärtlichkeit* etwas grundlegend verändert hat (selbst wenn dieser Ausdruck Ihre männliche Strenge beleidigen sollte). Heutzutage ziehen die Frauen oftmals das Alleinsein einer unpassenden Begleitung vor, da der Mann nicht mehr für ihre gesellschaftliche Stellung ausschlaggebend ist und sie sich ganz offen das Recht herausnehmen können, über ih-

3 Herzen, ich spreche hier bewusst von Herzen ...

re Vorlieben selbst zu entscheiden. Die Pille hat den Frauen eine Freiheit gebracht, die Ihnen als Mann weniger Genuss bereitet, zumal das Auftreten verschiedener Krankheiten doch wieder dazu zwingt, kleine Kapuzen überzustülpen. Schlimmer noch, oder vielleicht eher die logische Folge dieses gefährlichen Ineinandergreifens – auch das Bild vom Mann verändert sich: Er wird zunehmend zum Sexobjekt. Heute sind auf unzähligen Werbeplakaten nackte Männer zu sehen, und diese progressive und unausweichliche Textilfreiheit kündet eine neue Ära an, in der Sie sich in jeder Hinsicht beweisen müssen. Ich will dick unterstreichen, dass der Flirt mit einer Frau und ihre Verführung sich nicht auf ein paar Tage Balz beschränken, die eine genüssliche kleine Affäre nach sich zieht … Die Eroberung einer Frau bedeutet Arbeit, Tag für Tag, und keine Ihrer Begleiterinnen wird Ihnen je verzeihen, von Ihnen nach (bestenfalls) ein paar Monaten wie ein hausbackenes Muttchen behandelt zu werden. Vergessen Sie nicht, dass andere Männer nach ebender Frau gieren, die Sie als Ihr Privateigentum ansehen. Und eines Morgens wachen Sie auf, und sie ist weg! Wie Umfragen ergeben, sind es fast immer die Frauen, die gehen. Dabei will ich einmal diese Schweinehunde der Mittfünfziger unberücksichtigt lassen, die sich über Nacht mit einer Gazelle im Alter ihrer ältesten Tochter aus dem Staub machen – das ist eine Geschichte für sich, und ich bin fest davon überzeugt, dass die Frauen der neuen Generation genügend bedauerliche Beispiele vor Augen haben, um auf so etwas nicht mehr hereinzufallen. Aber es gibt so etwas wie Gerechtigkeit, und ich kenne mehr als einen Mann, der nie auf wiederholte Warnungen hören wollte und dann eines Tages so klug wie zuvor allein in seinen ungestopften Socken dastand. Ganz schön hart, im wörtlichen wie im übertragenen Sinn!

Aber noch ist nicht alles verloren, denn die Frauen sind (sehr) nachsichtig, wenn Sie ihnen dazu Gelegenheit geben. Das Ziel dieses Buches soll nur sein, Ihnen den einen oder anderen Rat mit auf den Weg zu geben, wie Sie tiefe Begierde wecken können. Wenn Sie sich ein wenig Mühe geben, wird Ihnen aufgehen, dass der Garten Eden ganz in Ihrer Nähe zu finden ist. Gehen Sie davon aus, dass diejenige, die Sie zu erobern verstehen[1], von Stund an Ihre engste Verbündete sein wird, ohne von Ihnen zu verlangen, wie Apollo auszusehen (jawohl!), wenngleich es auch nicht mehr ausreicht, einen schlaffen Bauch mit Verstand zu überspielen. Vergessen Sie nie, dass weder Don Juan noch Casanova über besondere körperliche Vorzüge verfügten (ich versichere Ihnen, dass beiden kein einziges Merkmal von Bedeutung zugeschrieben wurde).

Wie lauten also die *neuen Regeln der Verführungskunst,* die Regeln von heute, die Sie unbedingt lernen müssen? Diese Regeln, die Ihre Mutter versäumt hat Ihnen beizubringen, da sie selbst Opfer dieser tausendjährigen Vergötterung war. (Ich frage mich immer wieder, warum alle Mütter, die ja wohl ausnahmslos Frauen sind, das grundlegende Problem in der Erziehung vergessen konnten: »Was für ein Prachtsohn, ist er nicht prachtvoll ...«).

1 Dieses kriegerische Vokabular jagt mir zwar eiskalte Schauer über den Rücken, soll Sie aber daran erinnern, dass Ihnen alle Wege offen stehen ...

Ehe ich mich zu diesen Regeln nun mitteile, bitte ich Sie um ein paar Minuten Aufmerksamkeit und Zurückhaltung (vielleicht sind das ja schon die ersten Regeln, die man immer bedenken sollte), um Ihren Verführungsquotienten zu erstellen. Antworten Sie ehrlich und spontan (auch hier ist der erste Eindruck immer der richtige). Mut gefasst und ran an die Sache! Blättern Sie um und vergessen Sie nicht, dass alle nur eins wollen: Sie lieben und den Gott in Ihnen sehen, der Sie mal waren …

VORSICHT, die Gefahren lauern nicht dort, wo Sie glauben!

Ihr Verführungskunst-Quotient

Der nachfolgende Fragebogen ist nicht (nur) ein Auswuchs meiner sadistischen Fantasien. Ich habe ihn zusammen mit den zauberhaften Geschöpfen, denen dieses Buch gewidmet ist, erarbeitet. Wir haben uns bei einer Tasse Tee (öfters allerdings bei einer Flasche Rotem) zusammengesetzt und eine Art »Tupperware-Party« abgehalten, bei der ich mir vorkam wie Doris Day (nein, nicht wegen Rock Hudson, sondern weil ich ihr das Rezept für Bananenbaisers verdanke …).

1. Wie denken Sie über Ihre Verführungstechnik?
a. Ehrlich gesagt, sie ist unwiderstehlich.
b. Ich komme ganz gut zurecht.
c. Ich bin ein hoffnungsloser Fall.
d. Je nachdem, es gibt keine Regel.

2. Wenn Sie zusammen ausgehen …
a. verabreden Sie sich vor Ort.
b. holen Sie die Dame mit dem Auto ab.
c. holen Sie sie auf der Vespa ab (wegen der vielen Staus).

3. Wenn im Restaurant die Rechnung kommt ...

a. laden Sie ein, weil Sie mit dem Zahlen dran sind.
b. haben Sie bereits still und heimlich bezahlt.
c. zahlen Sie mit einem Lächeln.
d. zahlt jeder das Seine.

4. Wenn Sie sie küssen, hoffen Sie, sie denkt ...

a. an Sie.
b. an sich.
c. an weitere Taten.

5. Wenn Sie mit ihr das erste gemeinsame Wochenende verbringen ...

a. fahren Sie mit ihr in das zauberhaft romantische Schlosshotel, das Sie so gut kennen.
b. überlassen Sie ihr die Entscheidung, wohin es geht.
c. bleiben Sie bei ihr in der Wohnung.
d. laden Sie sie zu sich nach Hause ein.
e. versuchen Sie einen neuen Ort zu finden, den Sie dann mit ihr zusammen entdecken können.

6. Für Sie beginnt die wahre Intimität:

a. mit dem ersten eingestandenen Furz.
b. mit dem gegenseitigen Austausch der Wohnungsschlüssel.
c. wenn Sie schweigend Zeit miteinander verbringen können, ohne sich zu langweilen.
d. wenn Sie die Waffen strecken können und ihr nicht mehr den Hof machen müssen.

7. Für Sie ist eine Frau:

a. eine Tigerin, vor der man sich in Acht nehmen muss.
b. ein schöner Vogel, den es zu zähmen gilt.
c. eine Pute, der man alles weismachen kann.
d. ein Mann, der manchmal flennt.

8. Ihre Aufmerksamkeit bei einer Frau gilt spontan:

a. ihren Augen.
b. ihrer Intelligenz.
c. ihrem Busen, ihren Schenkeln, ihren Beinen.
d. ihrer Ausstrahlung.

9. Sie sind eher der Typ, der ...

a. den Fußkontakt unterm Tisch sucht.
b. im Kino ihre Hand ergreift.
c. sie küsst, wenn sie es am wenigsten erwartet.

10. Sie sind sich sicher, die Frau Ihres Lebens gefunden zu haben, also

a. reden Sie stundenlang auf sie ein, um sie in den Strudel Ihrer Leidenschaft zu ziehen.
b. Sagen Sie nichts, ehe Sie sich nicht ihrer Gefühle sicher sind.

Die persönliche Auswertung finden Sie auf der nächsten Seite.

Der Moment der Wahrheit

Der Leser möge mir den einen oder anderen derben Ausdruck in den Kommentaren zu den möglichen Antworten nachsehen, aber diese sind direkt aus dem Leben gegriffen und sollten nicht einer Zensur meinerseits zum Opfer fallen.

1.

a. Das fängt ja gut an!!! **–2**

b. Ein leichter Zweifel? Ich fürchte, es ist vielmehr falsche Bescheidenheit … **–1**

c. Was zu viel ist, ist zu viel! Eine gewisse Verwundbarkeit hat vielleicht seinen Reiz, aber mangelndes Selbstvertrauen ist unerträglich!

d. Entweder sind Sie ein windiger Schürzenjäger, oder Sie schenken den anderen viel Aufmerksamkeit – wobei das Eine das andere nicht ausschließt, im Gegenteil! Jedenfalls haben Sie das Wesentliche verstanden: Jede Frau ist einzigartig. **+2**

2.

a. Galante Manieren sind für die Katz? **0**

b. Wie Sie sehen, verlangt man nicht viel von Ihnen … **+1**

c. Also, das ist nun echt daneben! Glauben Sie etwa allen

Ernstes, sie hastet eilig nach Hause, um sich fein zu machen, nur um sich dann unterm Helm mit plattem Haar wiederzufinden und hinterher auszusehen, als sei ihre Frisur mit dem Rasenmäher gestylt worden? Ebenso gut könnten Sie ihr den Kopf gleich durch die Klobrille stecken – eine Garantie für gute Laune gibt's da nicht! **–2**

3.

a. Und wann kommst du bei der Frau im Bett zur Sache? Die Geschlechtergleichheit ist zwar eine nette Sache, aber man sollte sich ihrer nicht nur bedienen, wenn sie einem zum Vorteil gereicht. **–1**
b. Endlich ein wenig Eleganz und guter Ton ... **+2**
c. Das ist immerhin das Mindeste, aber angesichts der heutigen Zeiten, seien wir großzügig ... **–2**
d. Also schlimmer geht's wirklich nicht – völlige Disqualifikation! Sie brauchen gar nicht mehr weiterzumachen, jede Diskussion erübrigt sich! Gehen Sie direkt zum nächsten Abschnitt, zur »Bestandsaufnahme«, über! **–3**

4.

a. Als gäbe es nichts anderes! Dabei hat man schon den ganzen Abend an Ihren Lippen gehangen! **–2**
b. Sie haben kapiert! Indem Sie der Frau ihr Vergnügen eröffnen, untermauern Sie zugleich Ihr eigenes. **+2**
c. Gott, wie banal. Dabei hält man Sie noch immer an der kurzen Leine ... sozusagen, denn das Spiel ist noch nicht zu Ende ... **0**

5.

a. Versuchen Sie zumindest, nicht dasselbe Zimmer zu beziehen, in dem Sie schon mit Sophie oder Valérie geschlafen haben … Der Portier mag Ihre Männlichkeit bewundern, aber beim geringsten Ausrutscher sind Sie dran. **–2**

b. Keine Initiative unter dem Deckmantel der Nettigkeit! Wie langweilig! Ein bisschen mehr Phantasie, sonst kann alles andere auch nichts Tolles werden! Na, immerhin bemühen Sie sich auf Ihre Art. **+1**

c. Damit sich der Herr unter einem fadenscheinigen Vorwand schnell wieder abseilen kann, die dringende Verabredung, die kranke Oma … Lauter olle Kamellen. Immerhin könnten Sie frische Brötchen zum Frühstück kommen lassen … **–1**

d. Hier ist ein echter Vertrauensbeweis zu erkennen (sehen Sie zu, dass Sie nichts rumliegen lassen), wenngleich sie natürlich lieber das eigene Bad hätte. Ja, ja, Frauen sind nicht einfach zu verstehen … **0**

e. Na bitte! Hier wird nicht berechnet, sondern sensibel und aufmerksam gehandelt! Ist das so schwer? **+2**

6.

a. Stimmt zwar, ist aber an sich etwas beschränkt. **–1**

b. Und wann beginnen Sie mit einem gemeinsamen Bausparvertrag? **0**

c. Langsam gefallen Sie mir. Mit etwas Glück schaffen Sie es auch noch, der Dame Fußballspiele im Fernsehen zu ersparen.

d. Um es einfach zu sagen: Da liegen Sie total daneben. (In

Anlehnung an die Worte unserer großen Chanel (nein, strengen Sie sich nicht an, Sie kennen sie sowieso nicht. Chanel, vielleicht, ihre Worte sicher nicht![1]), könnte man sagen: Eine Frau, die nicht mehr umworben wird, ist tot ... und nur darauf aus, durch einen anderen Mann aufzuerstehen. **+2**

7.

a. Gab's da irgendwelche Probleme mit Mama? Hat man Angst gehabt, der kleine Hansi könnte abgeschnitten werden? Immerhin müsste noch ein Stückchen dran sein! **–1**

b. Na also, mit ein wenig Poesie geht's doch gleich viel leichter – und gibt es Punkte! **+2**

c. Wirklich? **0**

d. Kaum zu glauben! Dann geh doch gleich zu einem deiner Fußballkumpel und stülp ihm eine Perücke über ... Wenn das für dich dasselbe ist ... **+2**

8.

a. Lügner! **–1**

b. Lügner! Lügner! **–2**

c. Na endlich ein bisschen Aufrichtigkeit, das ist immerhin ein guter Anfang! **+1**

d. Darüber ließe sich wirklich reden! **+2**

1 »Eine Frau ohne Parfüm ist eine Frau ohne Zukunft, eine Frau, die nicht geliebt wird, ist tot.« (Chanel)

9.

a. ... und mit der Hand? Wer soll denn all die zerschlissenen Strumpfhosen bezahlen? Spaß beiseite, Sie haben bestimmt mehr drauf! **–1**

b. Entzückend altmodisch, hat aber seinen Charme noch nicht ganz eingebüßt! **+1**

c. Na, hier geht's ja wohl um alles oder nichts! Eine Angelegenheit, die viel psychologisches Einfühlungsvermögen verlangt... Manchmal will eine Frau eben wie Scarlett O'Hara von Rhett Butler in *Vom Winde verweht* gepackt werden ... **+2**

10.

a. Na, ja, wenn Sie 22 oder 23 sind, mag das noch seinen Reiz haben, aber später ...? Irgendwann wird's plump! **–2**

b. Ob nun aus Vorsicht oder Respekt, immerhin beweisen Sie Intelligenz, und nur die zählt! **+2**

Zählen Sie Ihre Punkte zusammen

10 bis 18: Sie sind perfekt oder fast ...
Eine Art auferstandener Märchenprinz! Sie gehören zur Gattung der vom Aussterben bedrohten Lebewesen. Leider sind Sie nur ganz selten auf dem freien Markt zu haben! Die Glückliche, die Sie weggeschnappt hat, muss alles dransetzen, um Sie zu halten. Wenn Sie noch keine Seelenverwandte gefunden haben (was ich stark bezweifle), dann wohl einfach deshalb, weil Sie die Herzen aller brechen wollen. (Geben Sie's ruhig zu, so wie Sie dasitzen und diese Worte mit einem kleinen Lächeln in den Mundwinkeln lesen ... Rechnen Sie Ihre Punkte lieber noch mal nach, denn Ihr Profil ist weit entfernt von allem Ideal!) Entschuldigung, aber kneifen Sie sich mal, um festzustellen, ob Sie überhaupt noch am Leben sind! Ich will Ihnen ganz offen sagen, noch vor zehn Jahren wäre ich in ein Kleid geschlüpft, um Sie kennen zu lernen.[1]

1 Wenn Sie jetzt durchhängen, rufen Sie im Verlag an – ich kann Sie mit unzähligen Freundinnen bekannt machen ...

Von 0 bis 10:
Sie passen in die Kategorie »Kann wenig, tut aber, was er kann« ...
(Kein Grund zur Unruhe: Genau diese Bewertung habe ich im Abi für meine sportlichen Betätigungen erhalten und habe mich doch ganz wacker geschlagen ... im wahrsten Sinne des Wortes.) Bei all Ihren ungeschickten Anstrengungen neigen Sie eher dazu anzunehmen, Sie hätten Ihr Äußerstes gegeben, ohne sich dessen jedoch ganz sicher zu sein – und das rettet Sie! Mit etwas gutem Willen mag man Sie für schüchtern oder zerstreut halten und entschuldigt Ihre Patzer. Doch sollten Sie nicht nur auf glückliche Umstände bauen, um zum Ziel zu kommen. Sie könnten der Dinge überdrüssig werden ... Mit anderen Worten, Sie haben noch einen ziemlichen Weg vor sich, damit die Damen von Ihnen träumen. Doch wenn Sie keine Mühen scheuen, steht alles zu Ihren Gunsten. Sie können es schaffen!

Von 0 bis –15:
Das Austauschbare, der kostengünstige Abend
Das gilt eher für Sie und nicht für Ihre Begleiterin, im Gegensatz zu dem, was Sie denken mögen. Wenn man mit Ihnen ausgeht oder Ihren Avancen erliegt, dann nur, weil's gerade mal wieder Not tut oder weil nichts im Fernsehen läuft (Kabel und Satellitenprogramme eingeschlossen). Kurz gesagt, Sie sind jämmerlich. Es ist an der Zeit aufzuwachen, denn im Grunde Ihres Herzens fragen Sie sich immer noch, was wohl in einer Frau vorgehen mag.

Von 15 bis 20: Na toll, der perfekte Stiesel!

Sie könnten mich zur Lesbierin werden lassen, und mit der Meinung stehe ich nicht allein auf weiter Flur. Ungehobelt, vulgär, knauserig … Anscheinend hat Ihnen noch nie jemand den Marsch geblasen! Sie halten sich für sehr stark, aber man muss sich fragen, was Sie eigentlich interessiert, abgesehen von Ihrem (im Allgemeinen sehr kleinen) Schwanz. Ziehen Sie bloß keine Bilanz, oder stellen Sie sich zumindest darauf ein, Ihr Verhalten drastisch zu ändern. Bleibt ein einziger Trost: In der Steinzeit hätten Sie Furore gemacht! Ändern Sie sich, oder suchen Sie sich ausschließlich eingefleischte Masochistinnen.

Bestandsaufnahme

1
Mit den Augen einer Frau

Halbgott oder halbe Portion

Alle Frauenzeitschriften (und die anderen) sind voller anschaulicher Artikel über die neue Rolle des Mannes als Hausmann, preisen dieses Prachtexemplar der neuen Generation als »Vatertiere« und rühmen die bemerkenswerte Evolution unserer Adonisse hin zu Windel-Experten, Geschirrspül-Königen und Babysitter-Zaren! Sie sind zugleich leistungsstark im Büro, aufmerksam im Haus und wesentlich mehr sexy, seit sie zu Heerscharen die Fitness-Studios bevölkern.

Diese Halbgötter haben wirklich alles, um die Herzen der Frauen zu brechen …

Von wegen! Nie zuvor hatten die Frauen so sehr über die Männer zu klagen … So sieht die Wirklichkeit aus! Wenn man einen Mann findet, mit dem man glaubt ein Stück des Wegs gemeinsam gehen zu können, ist sozusagen der Parcours der Kampfbahn eröffnet, stehen Hollywood-Träume Pate, der Glaube an Wunder … schier grenzenlose Erwartungen!

Also, meine Herren, hier ein paar der geläufigsten (und gemäßigtsten) Attribute, die, wenngleich von einer zumeist gerechtfertigten Wut inspiriert, Ihnen die zahllosen

Zusammenkünfte zum »Kaffeeklatsch unter Mädchen« veranschaulichen sollen ...

Computerprofile der modernen Männer

Feiglinge, Egoisten, Flegel, ohne jede Phantasie ... dabei will ich's belassen. Die Frauen finden euch unter aller Sau, und man muss sagen, ihr krümmt keinen Finger, um sie eines Besseren zu belehren.

Feiglinge: Sie haben dicke Arme, spielen Rugby, fliegen zum Mond, geraten aber wegen nichts und wieder nichts in Panik. Beim geringsten körperlichen oder moralischen Wehwehchen sind sie weg wie Schmitz' Katze. Wenn es darum geht, sich im Umkleideraum dicke zu tun oder ein bisschen Krieg zu spielen, seid ihr alle da, wenn es aber darum geht, an einer dauerhaften Beziehung zu arbeiten oder einmal ernsthaft darüber zu diskutieren, was eine Frau zu Recht von euch erwarten kann – Daumen runter, Tie-break, rote Karte ... Plötzlich habt ihr noch zu tun, regt euch auf wegen nichts und wieder nichts, senkt den Kopf wie ein schmollender Bub, der nicht sein Vier-Uhr-Fläschchen bekommen hat, packt euren Kram zusammen und fragt schmollend: »Wovon redest du überhaupt?«, oder: »Du suchst dir vielleicht immer unpassende Momente ...«, oder: »Gibt man euch den kleinen Finger, wollt ihr gleich den ganzen Arm!«, etc.

Egoisten: Ihre Devise richtet sich nach dem Ausspruch von Léon Bloy: »Ein Egoist ist jemand, der nicht an mich denkt.« Natürlich sind Sie kein Egoist, nie im Leben! Bei all dem, was Sie zu tun haben, finden Sie immer noch Zeit dafür, dass man sich um Sie kümmert. Was will das Volk? Bei näherem Hinsehen eigentlich gar nichts. Aber das ist so gar nicht im Sinne Ihrer lieb gewonnenen Gewohnheiten. Immer bereit, einen Dienst zu erweisen, wenn er nichts kostet … Eine Frau soll Ihre unzähligen Aktivitäten akzeptieren, während Sie schon bei der geringsten Anstrengung, ihr ungeteilte Aufmerksamkeit zu schenken, ungehalten werden. Schluss jetzt mit den vermasselten Wochenenden durch öde Fernsehwiederholungen um 20.30 Uhr, frühmorgendlichem Aufstehen, weil Sie unbedingt joggen müssen, oder angebranntem Essen wegen eines unvorhergesehenen Termins in letzter Minute. Machen Sie sich ans Werk! »Ich bin derjenige, der arbeitet!«, zieht nicht mehr. Sitzen Frauen etwa nur da und drehen Däumchen? Eifersuchtsszenen, bei denen alles kurz und klein geschlagen wird, sind keine Kunst, eine echte Geste aus Liebe hingegen …

Flegel: Selbstverständlich müssen Sie nicht gleich Ihr Jackett über jede Pfütze werfen, damit die Dame trockenen Fußes bleibt, aber hin und wieder gefällt es Frauen, nicht wie ein Regimentskamerad behandelt zu werden. Wenn Ihnen am Ende eines gemeinsamen Abends klar ist, dass sie keine »Lust« hat, sollten Sie sie trotzdem zu ihrem Wagen begleiten, oder abwarten, bis sie ihre Haustür geschlossen hat, ehe Sie losfahren … Es ist etwas ermüdend, sich systematisch schänden zu lassen, aus Angst, die Handtasche würde einem sonst geklaut, so allein im Dunkeln! Und wenn die Dame drei Stunden damit zubringt, Ihnen ein Essen zu kochen, wäre es auch ganz nett von Ihnen, ihr mit einem kleinen Kompliment zu danken, anstatt alles in sich hineinzuschlingen, als gelte es, den letzten Zug nicht zu verpassen …

Ohne jede Phantasie: In zweiundfünfzig Jahren ist mir kein Mann begegnet, der imstande war zu sagen: »Pack deine Sachen, ich entführe dich an einen unbekannten Ort.« (Zitat Isabella) Sicher, jeder Krieger braucht seine Ruhepausen, aber die Frauen haben es langsam satt, bei allem immer die Ersten zu sein. »Und weiß Gott, man verlangt ja nicht Bali oder die Seychellen, drei Tage am Meer, und man wäre überglücklich …«

Und erinnern wollen wir gar nicht an …

- **Ihre wiederholten Flunkereien (»Ich weiß genau, du hast dich wieder mit dieser Schlampe Fernande getroffen!«);**
- **die Wiedergeburt Ihres sizilianischen Machogehabes (das in den letzten Jahren wie eine Bestie wieder heftig durchbricht), oder gar**
- **Ihre Infantilität. (Hören Sie auf, mit der Fernbedienung des Videogeräts des kleinen Romain zu spielen, unter dem Vorwand, ihm beizubringen, wie sie funktioniert – er weiß das ohnehin besser als Sie.)**

Uns liegt daran zu versuchen, einen besseren Menschen aus Ihnen zu machen, nicht, an das Unmögliche zu glauben…

Die Wahrheit ist, der Durchschnittsmann des neuen Millenniums ist von den äußeren Umständen völlig überfahren. Er sieht die Frau als ein merkwürdiges Ding an, das unmöglich zufrieden zu stellen ist. Da er plötzlich den Eindruck hat, der Himmel falle ihm auf den Kopf, flüchtet er sich in ein Verhalten, das dem des Neandertalers nicht unähnlich ist. Hat er wirklich Angst, der Himmel könne ihm auf den Kopf fallen?

Sie, der allseits geschätzte Freund (voller guter Eigenschaften), werden in Ihren Liebesbeziehungen tatsächlich zu einem ganz anderen Menschen, so radikal anders, dass man glaubt, einen Fremden vor sich zu haben. Sonst so effizient, gewandt, manchmal witzig, scheint das andere Geschlecht aus Ihnen ein flüchtiges, wankelmütiges Wesen zu machen, ja manchmal sogar einen richtigen Stiesel.

Ich möchte noch hinzufügen – und das ist nicht das kleinste Paradox –, dass oftmals die intellektuell und professionell brillantesten Männer sich am ärgsten benehmen. Insbesondere erwähnenswert erscheinen mir die Absolventen der Polytechnik-Akademie, als stünden – bei allem Wohlwollen – Unreife und mathematische Begabung in direktem Zusammenhang. Zweifellos deshalb, weil die brillanten Wetteiferer dieser napoleonischen Militärakademie die Gewohnheit haben, alles auf Millimeterpapier regeln und die verschiedenen Lebensumstände per Gleichung lösen zu wollen.

Sie finden, ich gehe ein bisschen hart zu Gericht? Sie denken, ich male das Bild viel zu schwarz? Irrtum! Ganz im Gegenteil, ich schone Sie sogar in einer meiner seltenen Gesten männlicher Solidarität. Tag für Tag kommt man zu mir, um sich zu beklagen, und Sie dürfen mir ruhig glauben, dass ich (so gut ich kann) für Sie Partei ergreife.

Ein trauriges Beispiel aus dem Leben

Ein kleines Beispiel, stellvertretend für unzählige andere, soll Ihnen unsere Darlegung veranschaulichen. Es ist ein banales, leider viel verbreitetes Beispiel (das jüngste in meiner Sammlung), das aber die Realität auf den Punkt bringt.

Heute morgen (in aller Frühe) rief mich Coco an, um mir ihre Erlebnisse vom Vorabend zu erzählen. Um sicherzustellen, dass ich nichts hinzuerfinde (und in dem Versuch, aufrichtig zu sein, wenn ich schon nicht objektiv bin), transkribiere ich hier unser Gespräch Wort für Wort ...

Hallo, Lucienne[1]? Du kannst dir nicht vorstellen, was er *schon wieder* gemacht hat! Das errätst du nie!

Warte eine Sekunde, ich muss mir erst eine Zigarette holen[2].

Du weißt, dass ich Freitag Geburtstag habe. Du kennst

1 Vor einigen Jahren habe ich mir den Namen Lucienne zugelegt, nicht etwa aus irgendwelchen transsexuellen Ambitionen, sondern um einerseits meinen »Patientinnen« näher zu sein und zum andern aus purer Nostalgie für altmodische Vornamen.

mich, im Grunde ist's mir ziemlich egal[3]…, aber es gibt Grenzen!

Aber klar, Schätzchen[4]!

Dass Christophe eine ganze Woche lang mit seinen Kumpels nach Réunion abhaut und mich wie einen alten Socken in der Ecke liegen lässt, ist eine Sache. Obwohl ich natürlich, das muss ich dir wohl nicht extra sagen, auch gerne in Urlaub gefahren wäre! Noch dazu in den Club! Du verstehst, was ich meine …

Selbstverständlich, Schätzchen *(noch mal)*.

Als wenn ich es nicht schon geahnt hätte, aber dieser Dreckskerl André[5] musste es mir noch einmal unter die Nase reiben. »Ach, Christophe fliegt nach Réunion? Na, da wird er wohl seinen Spaß mit den kleinen Schwarzen haben!« Um eine Haar hätte ich ihm ein paar gescheuert, diesem Idioten! Noch so einer dieser Träumer.

Aber du kennst ihn doch, Schätzchen *(und zum dritten Mal)*.

Doch zurück zu unseren Schafen. In den ganzen sechs Monaten, die ich Christophe jetzt kenne und die er *jeden*

2 Ich bin gerade dabei, mit dem Rauchen aufzuhören, muss aber zugeben, dass diese so kunstvoll geblasenen Wölkchen – ohne Hintergedanken! – außerordentlich helfen, sich zu konzentrieren.

3 Völlig gelogen!

4 Sie werden sehen, dass ich diese Bezeichnung ziemlich oft verwende. Das geschieht nicht etwa, weil mein Vokabular so beschränkt ist, sondern dient eher als eine Versicherung meiner moralischen Unterstützung und als kleine unerlässliche Pause, damit meine Gesprächspartnerin zwischen zwei Schluchzern Atem holen kann.

5 André ist Cocos Partner in einem Public-Relations-Unternehmen. Seine Umgangsform mit dem weiblichen Geschlecht hat Cocos Meinung über die Männer nicht gerade verbessert … Doch das ist eine andere Geschichte (siehe weiter unten).

Mittag zum Essen kommt (zum Abendessen wäre viel zu schön, um wahr zu sein, vögeln tut er mich auch nicht mehr), jeden Mittag, du bist Zeugin …

Ja, ja, Schätzchen *(zum vierten).*

Nicht eine Flasche Wein, kein Sträußchen Blumen, und immer am gedeckten Tisch … Du hast es ja Mittwoch selbst gesehen, ich dichte nichts hinzu!

Nicht das Geringste!

Gestern Abend dann habe ich beschlossen, dass er mich ausführen soll. Ins Restaurant, das ist doch nicht zu viel verlangt … Abgesehen von der Pizza am ersten Abend und einmal bei Flunch, weil mein Herd nicht funktionierte – nicht! Nada, niente, nothing[1]!

Er macht dir doch den Ausbau, oder?[2]

Vermeng nicht alles miteinander! Damit nährt er seine Neurose. Alles quadratisch, immer alles quadratisch … Ich muss dich mal mit zu ihm nach Hause mitnehmen, damit du siehst, was ich meine! Das ist natürlich nicht das Problem, obwohl, glaub mir, es ist sehr aufschluss-

1 Coco spricht drei Sprachen.

2 Coco besitzt ein entzückendes Haus auf dem Lande, das Christophe jedes Wochenende renoviert.

3 Hier spielt Coco auf einen peinlichen Vorfall an. Vor kurzem, als ihr Süßer auf Geschäftsreise war, hatte sie sich die Augen richten lassen. Als er zurückkam, fragte sie ihn, ob ihm keine Veränderung auffalle. Christophe wurde ganz nervös wie ein Kandidat, dem man eine Fangfrage gestellt hatte (ich war zugegen). Nachdem er sich nach allen Seiten umgeschaut hatte, war er an die Vorhänge herangetreten und hatte Coco freudig geantwortet, dass sie neue aufgehängt habe …

4 Coco ist eine sehr elegante Dame und reist nur im Flugzeug. Insofern ist es ihr entgangen, dass die oben genannte Kette schon vor Jahren geschlossen wurde.

reich. Gestern Abend sind wir also ausgegangen. Ich hatte mich ein bisschen nett zurechtgemacht. Für mich ... Christophe sieht so etwas sowieso nicht[3]. (Ach, übrigens, ich habe da eine neue Adresse, Restposten Armani. Erinnere mich daran, dass ich sie dir für deine Mutter gebe – einfach entzückend!) Ich musste natürlich ein Restaurant aussuchen, denn er und Initiative ergreifen ... Ich nahm es hin, und so fanden wir uns bei Jacques Borel[4] ein, oder so in der Art. Ich sagte mir, ich nehme lieber nichts allzu Teures, denn schließlich sollte er dafür blechen. Man ist schließlich kein Nassauer, obwohl ... [Kichern]. Weißt du, meine liebe Lucienne, man hat ja schon so einiges erlebt! Und alles nur, um Sonntagabend nicht zu Derrick verdonnert zu sein[1]. Ich habe mir gesagt: In die *Coupole*? Nein, viel zu voll ... Ins *Carré des Feuillants?* Superchic, aber anschließend könnte er die Nummer mit der vergessenen Kreditkarte abziehen ... Na, nach vielem Überlegen fiel mir dann das kleine Restaurant an der Place Pereire ein, das ich so süß finde. Doch, du weißt schon, das ... na, wie auch immer. Jedenfalls kann man da parken. Denn kilometerweise zu Fuß gehen, danach war mir wirklich nicht. Kaum standen wir vor der Tür, sehe ich, wie er einen diskreten Blick auf die Speisekarte am Eingang wirft, und rate mal ...

Was denn, Schätzchen (*zum fünften*)?!

Sein Gesicht hellt sich auf, ganz sichtbar, und blindlings

1 Seit Monaten ist Cocos Satellitenanschluss außer Betrieb. Sie empfängt nur noch das Dritte und weigert sich, ihre Satellitenschüssel reparieren zu lassen, um sich nicht weiterhin die ganzen Sportsendungen reinziehen zu müssen ...

sagt er doch tatsächlich zu mir: »Ich lade dich ein, und das ist dann mein Geburtstagsgeschenk an dich!«
Na, immerhin hast du's ausgesucht, da wusste er, dass es dir gefällt! [Kichern]
Also wirklich! Manchmal hat man echt Lust, ins Kloster zu gehen. Wenn ich das nur könnte …

Und ich muss betonen, dass Coco weit davon entfernt ist, stiefmütterlich dran zu sein. Ariane kriegt von ihrem Kerl nicht mal warme Wünsche zum Geburtstag. »Weißt du, ich habe es ihm einmal, zweimal, dreimal gesagt. Jetzt ist er dermaßen traumatisiert, dass er eine Woche zuvor und eine Woche danach darüber nachdenkt, aber nie zum rechten Zeitpunkt.« Philosophisch bereitet sie sich jetzt allein Vergnügen (wenn ich so sagen darf).

Bestandsaufnahme von Ohnmacht, werden Sie zugeben müssen …, aber für wen?

Ein paar Zwischenbemerkungen

Wenn die Frau für Sie lediglich so etwas ist wie ein alter Schulkamerad, gebe ich Ihnen folgenden Rat: Schlafen Sie mit Ihren alten Kameraden, höchstwahrscheinlich verstehen Sie sich mit denen dann auch sowieso am besten. Wenn diese Aussicht für Sie nichts Verführerisches hat, vergessen Sie nicht, dass über die unkontrollierten Bewegungen Ihres kleinen Appendix hinaus es gerade die Unterschiede sind, die Sie anziehen. Vielleicht ist es an der Zeit, diese einmal in Betracht zu ziehen …

Vergessen Sie nie, dass es zwischen der aufregenden Begegnung für einen Abend und der endlich gefundenen Mutter-Gattin sehr viel Raum für ein menschliches Wesen gibt, das nicht mehr alles hinnehmen will. Mit anderen Worten, finden Sie eine neue Art der Verführung, die Ihnen zwar ein paar Anstrengungen abverlangt, Sie dafür aber auch tausendfach belohnt. Indem Sie die Prinzipien des Liebesspiels neu entdecken, haben Sie auch viel mehr Spaß daran und setzen Mittel frei, mehr Gespielinnen zu entdecken, als Sie sich je erträumt haben ...

Im Augenblick sollten Sie erst einmal ein Auge auf das werfen, was folgt, auf meine persönliche Blütenlese, das Resultat tausender Stunden aufmerksamen Zuhörens, das Ihnen die Gesamtlage schärfer vor Augen führt, als alle klugen Reden.

Bei Lucienne auf der Couch

Ausgewählte Stücke

Wenn ich die Wahl hätte zwischen einer Liebe auf den ersten Blick und einer Blinddarmentzündung, würde ich die Blinddarmentzündung vorziehen – von ihr erholt man sich schneller. (Hélène)

Sieh dir das an! Einer wie der andere ... Langsam verstehe ich die Amerikanerinnen ... (Julia)

Ich sage dir, mit vierzig sollte man ihn ihnen abschneiden! Mit einem einzigen kurzen Schnitt! Sieh dir meinen Kater an, er ist so viel glücklicher; 150 Francs, alles inklusive, da konnte ich nicht anders ... Nicht wahr, mein kleiner New York[1]?! (Danielle)

Stell eine Liste aller Dinge auf, die man dir nicht antun soll, und schon hast du das Programm der Kerle. (Béatrice)

Mein Traum war Winnetou, ich bekam Winfried. Erzähl mir was von bösem Erwachen! (Florence)

Du kennst mich, Schätzchen, ich bin nicht obszön. Aber er kriegt seinen noch nicht mal ganz hoch! (Ghislaine)

Heul nicht, Schätzchen, er war ein Scheißkerl! Sie sind sowieso alle Scheißkerle! Reich mir noch mal die Tafel Schokolade ... [besorgt] Das ist doch hoffentlich die Zuckerfreie, oder? (Césarine)

Nur die Frauen im gemeinen Volk können ihre Kerle noch halten, und zwar an den Eiern! (Aude)

Keinen Finger rühr ich mehr! Sie wollen sowieso nur Luder und mit Vorliebe solche, die sich im Sessel räkeln. (Marianne)

Kennst du meinen kleinen Maurer? Doch, doch, der mir alles neu gemacht hat ... Offenbar liebt er Männer!

1 Danielle ist eine weitgereiste Frau und hat all ihre Katzen nach ihren Lieblingsstädten benannt.

Na, der hat sich was vorgenommen! (Claudia und Boubou)

Das Schlimmste ist, heute ist nicht einmal mehr Zeit, sitzen gelassen zu werden. (Irène)

Schon auf dem Schulhof hat er uns genervt. Wahrscheinlich beginnt alles bereits im Kindergarten … (Sylvie)

Von den Kerlen habe ich den Kanal echt voll!
Da bist du wirklich die Einzige! (Daphné und Éliane)

Vielleicht sind Priester etwas … (FranVoise)

Am liebsten würde ich mir eine Boysgruppe zur Brust nehmen … Das wäre schön anonym. (Ariane)

Wenn ich mir nun einen Alten zulegen würde, einen richtig alten, so vom Typ netter, kleiner Rentner, vielleicht könnte der sich mal höflich benehmen.
Ist doch egal, wenn er nicht spurt, klebst du ihm einfach eine! (Yolande und Rose)

Mach dir nichts draus, sie sterben vor uns, das scheint wissenschaftlich bewiesen zu sein! (Charlotte)

Eier muss man haben wollen! Sieh dir Margaret Thatcher an!
Und was ist mit ihrem Mann?

Er hat die First Lady gespielt, und England ist davon nicht untergegangen!
Man weiß ja, was für eigenartige Leute die Engländer sind.
Ich sage dir, ein Volk, das Sandwich und Barbecue erfunden hat, kann uns noch so einiges andere beibringen …
Ja, aber sie haben immerhin Jeanne d'Arc verbrannt!
Weil sie sich wie ein Kerl angezogen hat! Man muss seine Weiblichkeit gefälligst zur Schau stellen, verdammt noch mal! (Etienne und Anne)

Wenn ich eine Liste anfertigen sollte, was mir mit den Kerlen alles passiert ist, würde man mir nicht glauben und mich für eine dumme Kuh halten … Dabei ist alles wahr, das schwöre ich dir! (Michèle)

Sobald sie etwas verbockt haben, kommen sie mit eingezogenem Schwanz angeschlichen, und man kann sie nicht einmal ins Tierheim stecken … wie ungerecht! (Isabella)

Ich habe ihm Hammelhoden vorgesetzt. Er glaubte, es seien Nierchen … Du hättest sein Gesicht sehen sollen, als er es erfuhr! (Marie-France)

In meinem nächsten Leben will ich ein Kerl sein und schwul, damit ich sie alle ficken kann!
(Jacinthe)

Ich sag dir was, ohne Männer, ohne die Gesellschaft hätte sich die Frau viel ruhiger fortgepflanzt … Oder hast du je von Frauen gehört, die vergewaltigen?! (Coco, leicht beschwipst)

Die Lesbierinnen haben voll und ganz begriffen ... Schade nur, dass man dafür mit Frauen schlafen muss ... (idem)

Weißt du, was ich gerne täte? Am liebsten würde ich Prinz Charles einen blasen ... Stell dir nur vor, wie viele kleine Prinzen man da schluckt ...
Nicht Andrew oder Edward?
Nein, das wäre nicht so toll ... Ich will träumen ...
(Coco, immer noch leicht angesäuselt, und Jane)

Sexuelle Belästigung? Wieso sexuelle Belästigung? Ich würde mich gern sexuell belästigen lassen! (Eugénie)

Morgen ist dein Scheidungsverfahren? Der Richter ist eine Frau? Na, dann bloß keine Jammergestalt abgeben. Zieh dein Chanelkostüm an ... Auch wenn sie eine Beamtin ist – wird sie deinen Schmerz verstehen! (Laura)

Er hat mir schon wieder eine unglaubliche Eifersuchtsszene gemacht ... wegen einer Bagatelle!
Das ist doch eher schmeichelnd.
Quatsch, das ist nicht schmeichelnd, sondern krankhaft!
(Agnès und Pascale)

Da verschwindet der und lässt einen Pariser im Aschenbecher vom Auto liegen. Hätte ich ihm den nicht vor die Nase gehalten, hätte er alles geleugnet. (Claire)

Wenn ich all die Kerle, die ich je aufgerissen habe, Stück für Stück aneinander legen würde, könnte ich die Strecke Paris-Rom fugenlos hinabspazieren. (Edna)

Um hoch zu kommen, muss man Schwänze lutschen!
Was machst du von Beruf?
Künstlerin!
Na ja, dann ... (Barbara und Marguerite)

Ich will später einmal eine Fee werden. Dann kann ich sie alle nach meinem Zauberstab tanzen lassen ... (Léa, 6 Jahre)

Wenn eine Frau mehrere Liebhaber hat, ist sie eine Schlampe. Wenn ein Mann mehrere Geliebte hat, ist er ein Don Juan. Wenn man das weiter ausführt, heißt das, dass Männer nur mit Huren schlafen! Und wo bleiben wir? (Coco, immer noch im selben Zustand)

Einmal würde ich gern mit einem Schwarzen schlafen ... Aber er darf dabei kein Wort sagen. (Anne-Laure)

Sex, nichts als Sex. Ich sage dir, er wird hoffnungslos überschätzt!
Über was?
Blöde Kuh! (Coco und Sarah)
Die heilige Therese war in Christus verliebt. So ist's natürlich leicht! (Marie-Sophie)

Der Papst hat offenbar Sex gehabt …
Aber nur in seiner Jugend!
Immerhin …
(Maud und Henriette)

Er lügt bei jedem Atemzug, und glaub mir, er leidet nicht unter Asthma! (Axelle)

Ich habe es satt, allein und betrunken ins Bett zu gehen!
Hör bloß nicht auf zu trinken, sonst wird's noch schlimmer!
(Olivia und Chantal)

Schreibt man Scheißkerl mit ss?
Sag einfach »arme Sau«, das ist einfacher!
(Laurence und Chris)

Früher konnte man wenigstens noch mit seinem Pförtner einen losmachen … Heute hat man nur noch seine Putzfrau – und das soll Fortschritt sein?! (Brigitte)

Meinst du, ich könnte eine Sekte gründen, der ich als lebende Göttin vorstehe? (Coco)

Im Harem sind die Frauen viel besser dran, immerhin können alle jederzeit miteinander schlafen …
Du redest echt dummes Zeug!
Nein, überhaupt nicht. Die Frauenbewegung hat uns kaputtgemacht! Kein Wunder, man braucht sich nur ihre Fressen anzusehen! (Adelaide und Laura)

Ich sage dir, Kerle sind echt besser dran! Die können sich wenigstens in der Kneipe voll laufen lassen, ohne dass man sie anmacht oder für Nutten hält! Sogar heutzutage! (Coco)

Mein großes Problem ist, wenn ich ohne Kerl bin, nehme ich gleich drei Kilo zu ... Und dann soll man auch noch aufhören zu rauchen! (Véronique)

Ich sag dir eins: Alle Typen, die Pfeife rauchen, sind Zwangsneurotiker! Psychoanalyse ist nichts anderes als Ideenverbindung! (Valérie)

Meinst du, Sportler sind ein Volltreffer?
Keine Ahnung, wahrscheinlich weder besser noch schlechter. Abgesehen vielleicht von den Stabhochspringern ...
(Xavière und Laura)

Unter den Fotografinnen gibt es ganz schön viele Lesbierinnen ...
Kein Wunder, mit ihrem Objektiv haben sie sozusagen einen Schwanz in Händen ...
(Chantal und Coco)

Zu alledem ist Monica Lewinski hässlich ... Es gibt wirklich keine Regel! (Marielle)

Miss France darf offenbar mit niemandem schlafen.
Das fehlte gerade noch, dass sie zu alledem munter he-

rummacht! Wir dürfen in allem den Gürtel enger schnallen und bekommen nie dafür ein Diadem aufgesetzt! (Coralie und Anita)

Ich habe ihm einfach gesagt: »Du hast echt Glück, ich bin eine Romantikerin ... Ich werde blöd genug sein, dich zu vermissen, wenn du tot bist!« (Cécile)

Sag mir mal eins: Warum sind die Kerle, die mit Königinnen verheiratet sind, nur Prinzgemahl?
Weil Königinnen nicht blöde sind. Sie wissen genau, dass nur einer das Szepter halten kann! Und so halten sie die Kerle davon ab, das Weite zu suchen ...
(Denise und Josée)

Wenn man sie so mit ihren kurzen Hosen im Sandkasten spielen sieht, sind sie so niedlich ... Wie schade, dass sie groß werden ... Man müsste sie wirklich als Bonsai halten können. (Coco)

Da sind wir also im Jahr 2000 ... Also, ich bin mir ziemlich sicher, dass Nofretete wesentlich glücklicher war! (Angélique)

Die Chippendales sind keine richtigen Männer Sie enthaaren sich und lächeln ununterbrochen ... Man darf nicht auf sie hereinfallen. Sie sind wie Aushängeschilder! Du besichtigst Versailles, und der Bauherr ist pleite. Das habe ich meiner Tochter wörtlich gesagt. (Sylvette)

Wenn wir einen Sexstreik ausriefen, wären die Männer schon viel weiter … Man muss nur sicherstellen, dass man nicht von anderen ins Abseits gedrängt wird, denn an gierigen Weibern fehlt es nicht, die sich einen Platz an der Sonne sichern wollen! (Coco)

Bardot, immer wieder die Bardot … Und es ist auch tatsächlich was dran an ihr! Sie hat alle Männer gekriegt, die sie wollte. Na, und das Ende vom Lied? Sie hat lieber Hunde um sich! (Alice)

Den Videorecorder, den er mir geschenkt hat, hat er nur für Pornofilme vorgesehen. (Antoinette)

Wenn die Titanic heute unterginge, würden uns die Kerle mit den Rudern eins überziehen, um zuerst in die Rettungsboote zu steigen! (Georgina)

»Wenn du so vögelst, wie du fährst, ist es kein Wunder, dass deine Alte so aussieht!« (Coco auf der Place des Étoiles gegen 18 Uhr zu einem Unglücksraben, der versucht, sie zu überholen)

Ich sag dir, wenn ich das gewusst hätte … So flau im Bett, bei der Nase … (Chantal)

Ich hätte gern einen Mann wie Jean Marais …
Aber der ist schwul.
Du kannst einem wirklich die Laune verderben!
(Guyonne und Amélie)

Wenn ich ihm sagen würde, was ich von ihm halte, würde er glatt anfangen zu flennen und ich wäre mal wieder an allem schuld ... Bestenfalls klebt er mir eine! (Monica)

Bestimmt hat Onassis der Callas die Nase gebrochen – daher die Schönheitsoperation!
Bestimmt war es nicht nur das ...
(Nathalie und Fabienne)

Falls ich je erfahren sollte, dass jemand der Deneuve wehgetan hat, bringe ich ihn um! (Coco)

Er war zwar ziemlich klein, hatte aber einen Riesenschwanz! Das beweist, dass man nie nur vom Äußeren ausgehen darf! (Élisa)

Mal abgesehen von ein, zwei Kleinigkeiten, könnte man auf Kerle durchaus verzichten!
Keine drei Tage würdest du das durchhalten!
Woher willst du das wissen? Es wäre so, als würde ich mich auf Diät setzen und vor die Auslage einer Konditorei stellen. Das heißt dann Krieg, oder? Auf die Weise hat Mama mit dem Rauchen aufgehört ...
(Valentine und Danielle)

Als Haustyrann hat er mich bezeichnet, der Dreckskerl! Es ist doch nicht meine Schuld, wenn mir nur der Samstag für die Wäsche bleibt! (Maryse)
Komm, wir verreisen einfach ohne die Kerle, nur so unter Frauen!

Ohne die Kerle ständig auf den Hacken?
Ja, vierzehn Tage ganz für uns!
Vierzehn Tage? Nein, das ist zu lange. Bestimmt wird uns langweilig ...
(Mylène und Joan)

Auf Stöckelschuhen würde er bestimmt nicht so gockeln! (Blanche)

Ich sage dir, er hat einen geilen Arsch! Dafür habe ich einen Blick! (Anne-Sophie)

Warum heißt es, jemandem einen blasen? Eigentlich ist eher das Gegenteil der Fall ... (Mariette)

Hab ich dir schon erzählt, dass er mir das Taxi bezahlt hat?
Der tut nur so, bestimmt war der Fahrer ein Freund von ihm ...
(Anne-Marie und Violaine)

Um nach Cannes zu kommen, muss man sich durchschlafen.
Würde ich gerne, aber mit wem? Hast du Adressen?
(Lise und Nina)

Transen stehen in unlauterem Wettbewerb mit uns! Wie soll man so einen Arsch haben?! (Bambi)

Glaubst du an den Treibhauseffekt?
Keine Ahnung! Ich weiß nur, mein Laurent ist kein Fitzelchen heißer!
(Ariane)

Egal, ob du heiratest oder nicht, du wirst es bereuen ... Gar nicht so dumm, diese Sprichwörter!
(Coco)

Er hat mich nach meinen Maßen gefragt! Habe ich etwa seine Schwanzlänge wissen wollen?! (Noelle)

In dem Film trägt Sean Connery ein Haarteil ...
Auch mit Glatze würde ich ihm meine Siesta opfern!
(Hélène und Monique)

Sein Fahrstuhl war defekt.
Bist du trotzdem mit hoch?
Aber nein ... Das hätte so ausgesehen, als wollte ich es um jeden Preis! So was ist gar nicht gut!
(Arlette und Joanna)

Keine Ahnung, wie sie das macht ... Ich könnte nie mit meinem Gynäkologen schlafen! Immer hätte ich dabei das Gefühl, meiner Krankenkasse ein Kind unterjubeln zu wollen ... (Coco)

Autowerbung ist ja wohl kaum noch zu ertragen! Die Kerle knallen völlig durch! Wenn das so weitergeht, muss man direkt Präser auf die Auspuffrohre stülpen! (Laura)

Er redet noch genau wie auf dem Schulhof; hat noch immer nicht kapiert, dass wir nie mit Murmeln gespielt haben! (Agnès)

Wenn man liebt, ist alles erlaubt ...
Also wirklich, bist du noch immer nicht genug herumgekommen?
(Sophie und Françoise)

Ich sag dir, er macht sie fix und fertig! Darum ist sie so hysterisch. Ununterbrochen betrügt er sie, und das fühlt sie.
Ich glaube eher, ihr Problem besteht darin, dass sie nichts mehr fühlt ...
(Lucienne und Laura)

Wenn ich eine berühmte Schauspielerin wäre, würde ich einen jungen Burschen nach dem anderen vernaschen ... Warum auch nicht? (Clémence)

Wenn ich verspreche, meine große Klappe zu halten, kannst du mir dann zusichern, dass alles besser wird? (Danielle)

Du hast mit ihm geschlafen? Dann erzähl mir doch nicht, du seiest noch Jungfrau!
Keine Ahnung ... (Ariane und Lucienne)

Eins kann ich dir sagen: Tarzan muss schon über eine verdammt lange Liane verfügen, um mich zu erreichen … (Coco)

Zeig mir einen Liebesfilm, und ich flenne wie eine Blöde … Insofern kein Wunder … (Hélène)

Die Gottesanbeterin hat kapiert, worum es geht! Tiere sind überhaupt nicht blöd! (Angélique)

Den Ersten, der mir zu nahe kommt, beiße ich in die Eier! (Alix)

Die kleine Meerjungfrau war letztlich ganz schön am Arsch! (Coco)

Du willst Geschichten über Männer hören? Dann hol deinen großen Notizblock, ich kann dir ein paar gepfefferte erzählen! (Ambre)

Männer? Was für Männer? Wollt ihr behaupten, ihr kennt einen Mann?! (Caroline)

2
Wie die Frauen euch erträumen

Der Idealtyp

Nachdem bis jetzt ein eher nicht so erfreuliches Bild von Männern abgegeben wurde, wollen wir versuchen zu verstehen, wie das andere Geschlecht euch erträumt. Wenn Sie dieses Büchlein noch nicht wütend zugeschlagen und gefragt haben, wie es dieser Schwule wagen kann, in solchem Ton zu sprechen, ist noch nichts verloren und Sie sind auf dem Weg der Erlösung. Ich bin da ganz optimistisch, denn ich war schon immer davon überzeugt, dass in einer Welt, die sich auf die mystische Überzeugung stützt, ein Sklave habe mit seinem Hirtenstab das Rote Meer teilen können, alles möglich ist. Also Kopf hoch: Nach der kalten Dusche werden wir die Wunden lindern!

Ja, es stimmt, auch Frauen haben ihre Macken, verhalten sich unlogisch und machen es einem manchmal schwer, sich zurechtzufinden. Wenn für Sie zwei und zwei vier ergeben, dann könnte für eine Frau das Resultat auch 22 sein, denn Frauen sind offen für Welten, die (glücklicherweise) nicht immer rational geprägt sind. So hat es jedenfalls den Anschein, denn im Gegensatz zu uns Männern blicken sie häufig weit über den Tellerrand hinaus.

Zugegeben, hält man spaßeshalber die Listen der Eigenschaften, die man von Ihnen verlangt, zum Vergleich nebeneinander, sind diese ziemlich widersprüchlich, um nicht zu sagen, unvereinbar ... Man könnte annehmen, dass das schöne Geschlecht nicht so recht weiß, was es will.

Welchen Charakteristika entspricht also der »ideale Mann«?

Minimale Eigenschaften oder Mindesterfolg

Um überhaupt in der Kreis der Erlauchten vorzustoßen, müssen Sie zugleich Folgendes sein[1]:

Frei

Daran zu erinnern, mag etwas bescheuert wirken, aber viele von Ihnen haben es vergessen ... Seinen Naturinstinkten nachzujagen ist eine Sache, kann aber nicht mehr als Argument für polygame Ambitionen herhalten! Eine Frau will auf keinen Fall teilen, dem muss Rechnung getragen werden. Sollte sie tatsächlich einmal eine Situation akzeptieren, in der sie nicht die erste Geige spielt, dann nur höchst widerwillig oder weil ihr nichts anderes übrig bleibt ... Ob Sie wollen oder nicht, ob sie es sich nun eingesteht oder nicht, Sie sind nur ein Lückenbüßer. Schon bald wird sie davon träumen, dass ein anderer kommt, sie zu freien[2].

1 Die Reihenfolge ist bei jeder Frau anders, wie man zur Genüge weiß.
2 »Jeder hat seinen Stolz, und niemand will sich einen angeknabberten Keks aufschwatzen lassen! Wir sind schließlich keine Tiere!« (Coco)

Charmant,
ohne sich dessen allzu bewusst zu sein. Je unbewusster Ihr Charme, umso größer ist er. Der eitle Apoll besticht nicht auf längere Sicht: »Du hast wirklich schöne Augen, weißt du. Aber jetzt hör auf, dich in meinem Taschenspiegel zu bewundern, damit ich mir die Nase pudern kann!«

Intelligent,
sogar scharfsinnig und eloquent, wenn möglich, doch immer mit einem offenen Ohr für die kleinen Sorgen Ihrer Schönen ... Es geht hier weniger darum, einen Aktenberg abzuarbeiten, als vielmehr, nie zu vergessen, dass sie diejenige ist, die im Mittelpunkt steht. Das ist nicht schwierig, meist genügt schon ein kleines Wort oder eine Geste, und sie wird sich alle Mühe geben, Ihnen die Sache zu erleichtern.

Witzig,
wenn möglich, aber lieber noch amüsant und Anteil nehmend. Versuchen Sie, Ihre Männerwelt einen Moment lang in den Hintergrund zu drängen. Der aktuelle Stand der Bundesligatabelle bietet nur begrenzten Unterhaltungswert.

Nett,
aber nicht schlaff. (Es geht mir hier nur um moralische Qualitäten, für alle anderen konsultieren Sie bitte das nächste Kapitel.)

Großzügig,
dabei auch verantwortungsbewusst. Eine Frau mag davon angetan sein, wenn ein Mann für sie das Geld zum Fenster hinauswirft, doch über das unmittelbare Vergnügen hinaus mag sie auch an seiner Zuverlässigkeit zweifeln …

Leidenschaftlich,
aber nicht respektlos. Man kramt nicht in den Sachen anderer Leute, sobald diese den Rücken gekehrt haben …

Unternehmungslustig,
dabei aufmerksam für das, worauf sie gerade Lust hat. Ein Wochenende beim Autorennen ist auch durch Würstchen und Kartoffelsalat nicht zu retten[1].

Gegenwärtig,
aber nicht aufdringlich. Hier ist die Sache ganz einfach: Wenn sie findet, Sie kämen zu oft zu Besuch, schlagen Sie sich den Gedanken an Liebe lieber aus dem Kopf.

Guter Liebhaber.
Da bekanntermaßen die schlechte Partie der einen für die andere eine gute sein kann, sind die Spiele eröffnet. Bei alledem sollten Sie nie außer Acht lassen, dass Zärtlichkeit meist jeder körperlichen Hochleistung vorgezogen wird …

1 Und welche Frau, bitte sehr, hat schon Lust, anschließend drei Tage lang Slimfast zu schlürfen, um wieder die alte Figur zu erlangen?

Es ließe sich sicher noch so manches anführen, aber die Grundlage aller guten Eigenschaften ist die Aufmerksamkeit. Überraschen Sie die Frau Ihres Herzens mit Dingen, von denen Sie wissen, dass sie ihr gefallen. Seien Sie zuvorkommend, ohne sie wie ein Püppchen zu behandeln, raten Sie ihr ohne jede Besserwisserei.

Das verlangt Ihnen zugleich Kraft, Charme und Leidenschaft ab, doch sollten Sie dabei nicht ihre Schwächen verbergen (der eine seine Naivität, der andere seine Kindlichkeit[1]), *denn eine Frau, die zu einem Mann bewundernd aufblickt, will trotzdem auch das Gefühl haben, dass dieser ohne sie nicht leben kann.* Es ist also unerlässlich, sich ein wenig in Psychologie zu üben und mit Fingerspitzengefühl auf zwei Saiten zu spielen ... Seien Sie zugleich Superman und Oliver Twist, Rambo und Rilke ... Fangen Sie gar nicht erst an zu meckern, gegen die »Doppelbelastung« der Frau haben Sie sowieso keine Chance! Oder hätten Sie etwa Lust, einen wahnsinnig wichtigen Bericht zu verfassen und gleichzeitig Maskara aufzulegen oder abends am Herd zu stehen und dabei den Eindruck zu vermitteln, es gebe nichts Schöneres, als seinen Geliebten zu bekochen?

1 Lernen Sie, hinter die Fassaden der Frauen zu sehen. Im Gegensatz zu allen gängigen Vorstellungen, träumen beispielsweise »starke Frauen« sehr wohl davon, sich einmal an die starke Schulter eines Holzfällers anlehnen zu können. Sehr oft trügt das äußere Erscheinungsbild.

Das Leben in Technicolor

Also gut! Im Großen und Ganzen, sagen Sie sich, schneiden Sie eigentlich ganz gut ab! Abgesehen von dem einen oder anderen kleinen Hindernis, erfüllen Sie die Kategorien, die wir gerade angesprochen haben. Es steht völlig außer Frage: Sie haben alles, um zu gefallen, und Ihre Bescheidenheit lässt Sie erröten, all Ihre wunderbaren Eigenschaften so schwarz auf weiß vor sich notiert zu sehen. Tut mir Leid, aber so einfach liegen die Dinge nicht! Auch wenn man dem Umstand Rechnung trägt, dass Sie das eine oder andere verdrängt haben mögen, und Ihnen eine gewisse (ganz natürliche) Selbstüberschätzung verzeiht, ist das Spiel noch nicht gewonnen. Denn über all die genannten Dinge hinaus träumen die Frauen davon, dass die Männer von ihnen träumen ...

Glauben Sie, die Frauen haben:

- **in den Apfel gebissen,**
- **in Schmerzen entbunden (unter anderem Sie),**
- **ihre Männer seit über 5000 Jahren finanziell gestützt,**
- **Maler und Dichter inspiriert,**
- **Reiche erobert oder zerstört,**
- **die Pille errungen,**
- **für die Abtreibung gekämpft,**
- **wortlos hingenommen, dass Sie der Blondine nachschielten, die bei Rot über die Ampel ging,**

nur damit Sie sie ansehen wie Tischlerlehrlinge? Auf keinen Fall! Das Wesen der Frauen ist unverändert geblieben, ganz gleich, ob sie Aschenputtel, Schneewittchen, Sissi, Diana oder Madonna heißen ... Da hat die Freiheitsbewegung der Frauen einiges angerichtet, das will ich gerne zugestehen, und viele meiner Freundinnen träumen insgeheim von den vergangenen Zeiten, in denen sie die Männer in vorderster Front herumstolzieren ließen, während ihnen die heimliche Genugtuung blieb, in Wahrheit die Zügel in Händen zu halten. Vergessen Sie nie, dass in jeder Frau (sogar in der Vizepräsidentin, die Sie so hassen, oder in der Politesse, die Ihnen gerade ein Bußgeld aufgebrummt hat) das kleine Mädchen schlummert, das von seinem Märchenprinzen träumt. Sie will nicht mehr an ihn glauben, hat sich gezwungenermaßen überzeugen lassen, dass es ihn nicht gibt (manchmal erst nach vielen Stunden auf der Couch), aber in ihrem tiefsten Innern steckt doch noch ein Rest von Erwartung eines Wunders, und es liegt an Ihnen, dieses Wirklichkeit werden zu lassen.

Seien Sie männlich und beschützend. Die Frauen brauchen mehr Schutz denn je. Anstatt das auszunutzen und unmittelbaren Vorteil von kurzer Dauer herauszuschlagen, machen Sie sich lieber klar, welch für ungeahnte Möglichkeiten Ihnen sich da bieten. Werden Sie ein Held der Frauen und diese finden zu ihrem Zauber zurück, den zu vergessen sie gezwungen waren, und dann ist nichts mehr unmöglich ... Denn wenn nichts schrecklicher ist, als die Rache einer Frau, liegt das daran, dass sie imstande ist, alles zu geben.

3
Was Sie nicht wissen

Wie wir wissen, haben die Männer ziemlich obskure Vorstellungen vom weiblichen Universum. Auf vielen Gebieten ignorieren sie dies, aber paradoxerweise ist ihnen gerade die Sexualität am fremdesten. Ich will an dieser Stelle nicht die Verästelungen des Vergnügens zu zweit anführen (die sowieso eher in den Zuständigkeitsbereich der Sexologie gehören), sondern einfach nur die Art und Weise, wie sich die Frauen mit Vorliebe darüber unterhalten.

Gespräche, Lachanfälle und Wahnvorstellungen

Selbstverständlich sind mal wieder die Männer, die sich den Frauen gegenüber am schlimmsten aufführen, am weitesten von der Realität entfernt. Sie verhalten sich ihnen gegenüber völlig rücksichtslos und denken nicht eine Sekunde daran, was diese sich untereinander erzählen. Sie hoffen auf einen schnellen Aufriss und sind davon überzeugt, dass ihre Eroberungen allen Sex kommentarlos hinnehmen werden. Natürlich treffen sie sich dann »unter Männern«, um mit angedeutetem Grinsen vergleichende Gutachten abzugeben ... Dabei kommt ihnen keine Sekunde in den Sinn, ihre Partnerinnen könnten dasselbe tun! Seltsamerweise kommt ihnen die Vorstellung gelegener, die Frauen würden nach der Begegnung wieder zu errötenden Barbiepuppen und zögen sich still in ihre geheimnisvolle, zuckersüße Welt zurück ... Dieser absolute Trugschluss verrät ein Frauenbild, das den Psychologen zu denken geben sollte.

Nehmen Sie zur Kenntnis, meine Herren, dass im Vergleich zu der Art und Weise, in der sich die Damenwelt über Männer austauscht, Ihre saftigen Witze und komplizenhaften Rippenstöße geradezu pubertär wirken ... Ganz im Gegensatz zu dem, was Sie glauben, ist die Männerwelt die keuschere von beiden! Gelegentlich bin ich sogar richtig schockiert ... Nur ein Scherz! Denn glauben Sie mir, nur allzu gerne sehen die Damen es, wenn man ein puterrotes Gesicht bekommt! Und in puncto Fantasie können die Männer ihnen nicht das Wasser reichen! Hier ein paar Beispiele:

- ❖ **Aus Spaß zählt Anna auf der Straße zwischen zwei Kreuzungen alle Männer, die sie ganz gerne vernaschen würde. Wenn sie auf mehr als vier kommt, gibt sie sich (in Gedanken) das Recht, all diejenigen aufzureißen, die ihr im Laufe des Tages sonst noch begegnen ...**
- ❖ **Systematisch schaut Martine den Männern sofort auf die Finger, um daraus Rückschlüsse auf Größe, Form und Farbe ihrer Geschlechtsteile zu ziehen ... Angeblich hat sie sich da noch nie geirrt.**
- ❖ **Violette hat sich immer große Familien ausgesucht, um einen Bruder nach dem anderen zu vernaschen, ange-**

fangen beim Ältesten bis hin zum Jüngsten, und anschließend Vergleiche anzustellen. Nach langjähriger Erfahrung ist sie inzwischen zu dem Schluss gekommen, dass sich dabei zumeist nicht nur das Alter verringert, sodass sie seit geraumer Zeit lieber beim Jüngsten beginnt und sich das beste Stück für zuletzt aufbewahrt...

❖ Joanna fährt voll auf Füße ab und würde nie mit einem Mann ins Bett gehen, ehe sie nicht Gelegenheit hatte, dessen nackte Füße genauestens zu inspizieren. Insofern muss man wohl nicht extra erwähnen, dass sich ihre sexuellen Aktivitäten hauptsächlich aufs Sommerhalbjahr beschränken...

Ich kenne keine einzige Frau, die sich nicht im vertraulichen Kreis mit Wonne bis ins kleinste Detail über die Fantasie, beziehungsweise den Mangel an solcher, und die anatomischen Vorzüge – oder auch Nachteile – ihres Bettpartners auslässt ... Manchmal sind sie dabei durch und durch romantisch, manchmal aber auch überhaupt nicht!

Wenn von Ihrem Schwanz die Rede ist, dann immer auch von Ihnen!

Zur Veranschaulichung ein Telefongespräch mit Juliette:

Juliettes Trainingsstunden:

Hallo Lucienne[1]?

Ja, Schätzchen[2]. Und wie war's?[3]

Ziemlich enttäuschend … [sie gähnt]. Man kann's nicht mal eine Affäre nennen!

Und ich dachte, es würde ganz toll für dich werden …

Ich hatte ein bisschen dick aufgetragen! Du weißt ja, ich bin immer schnell zu begeistern! Aber bei solchen Schenkeln erwartet man halt auch wer weiß was! Die Schenkel eines wahren Kampfstiers … [Kichern]! Aber ich hätte mich gar nicht so aufzudonnern brauchen – es war die Sache überhaupt nicht wert. Nicht mal im Entferntesten. Wenn ich nur daran denke, dass ich dieses japanische Essen über mich ergehen ließ, wo ich doch rohen Fisch hasse … und dann dieses lange, rosa schlaffe Zeug …

Eingelegter Ingwer, Schätzchen!

Na immerhin soll es wie ein Aphrodisiakum wirken … Er hat das Zeug gierig in sich hineingeschaufelt … [seufz]

1 Lucienne, das bin ich (siehe Fußnote 1 auf Seite 40)

2 (siehe Fußnote 4 auf Seite 41)

3 Ich wusste, dass sie am Vorabend mit François, ihrem neuen Flirt, gemeinsam zu Abend gegessen hatte.

Großes Rohr, wenig Schusskraft .. Ein Krieg ist damit nicht zu gewinnen ...

Wie die Erdbeeren auf dem Markt; die schönsten liegen obenauf, aber darunter ... (Sie schneidet mir das Wort ab).

... schlaffe, zerquetschte, matschige! Und wie stolz er damit auf sich war! Ich habe sein Keuchen noch im Ohr ... Du kannst mir glauben, er hat sich ganz schön rangehalten ... Ich habe zwar die ganze Schule durchlaufen, aber solche Schweinereien ... die stehen bestimmt in keinem Anleitungsbuch! Und das alles stundenlang! Schade, dass er mich nicht gebissen hat, denn allzu gerne hätte ich ihm eine geklebt! Dann wäre ich vielleicht ein bisschen auf meine Kosten gekommen! Aber so hatte ich irgendwie das Gefühl mit Manneken Piss zu schlafen! Doch mit dem wäre mir immerhin die Akrobatik erspart geblieben ...

Da fällt mir ein, triffst du dich eigentlich noch mit Luc[1]?

Nee, Schluss mit Thaiboxen und Schiebkarre ...

Indochina hätte er absolvieren müssen!

Lach nur! Zwei Wirbel hat er mir verrenkt, der aufgeblasene Hund, und meine Knochen sind für immer dahin. Du weißt ja, meine Wirbelsäule ist sehr empfindlich. [Kichern] Oh, was nimmt man nicht alles in Kauf, um sich am Leben zu fühlen ... In meinem nächsten Leben werde ich Nonne, so viel steht fest! Außerdem mag ich sie nur beschnitten ... Oh, Entschuldigung[2]!

1 Luc ist ein früherer Liebhaber von Juliette, dessen Sex einer Endlos-Kassette mit Jane Fondas Stretchübungen gleichzusetzen war.

2 Ich bin's nicht.

Macht nix, Schätzchen ... Das Problem ist nur, man weiß es vorher nicht.

Jammerschade! Andernfalls würde mir immerhin ein Dorn im Auge erspart bleiben[1] ... Nicht mal mehr im Judenviertel lohnt die Jagd, dort leben jetzt hauptsächlich Vietnamesen. Gut immerhin, dass wir so viele arabische Einwanderer haben! Bei deren sexuellem Notstand ist ein Knüppelharter garantiert, wie meine Großmutter immer sagte. [Kichern] Ich bin furchtbar, ich weiß! Wenn ich an den Einfaltspinsel bloß denke! Ewig hat er mir die Klitoris geleckt, dabei hasse ich das!

Da stimme ich dir völlig zu! Ich bin auch eher vaginal ausgerichtet ... [Kichern]

Und seinem Blick konnte man entnehmen, dass er glaubte, mich an die Schwelle der Ekstase zu führen. Nee, diese Pornos im Fernsehen haben echt keine gute Wirkung auf die Kerle ... Wir müssten denen mal schreiben ...

Kauf ihm einen Schnuller, das soll ja bekanntlich beruhigen!

Gar nichts kaufe ich ihm! Ich schmeiße ihn raus, zurück an den Absender, schieß ihn in den Wind, ab aufs Fundbüro! Danke für alles – Ciao!!!

Glaubt er noch, du wolltest ihn wiedersehen?

Wenn ja, hat er sich gewaltig geschnitten! [Sie steckt sich eine Zigarette an.] Weißt du was?

Was?

Im Grunde schreit mein Bauch nach was richtig Deftigem. Lass uns doch heute Abend in die Elsass-Stuben gehen.

1 Juliette liebt die eine oder andere sprachliche Entgleisung.

Anschließend können wir uns dann im Kino *Shakespeare in Love* reinziehen ...

Ich schwöre, dass ich nichts erfunden habe, und Juliette ist eine junge Frau aus bestem Haus[1], eine der besten Partien Frankreichs, wie es so schön heißt. Sie hat einen Magisterabschluss in Philosophie und einen Körper zum Totumfallen. Um die Dinge noch besser zu verstehen, sollten Sie auch die folgenden Gesprächsbeispiele genau lesen. Hier ein Telefonat mit Coco:

Cocos Schlaflosigkeit

Hallo, meine süße Lucienne, gerade habe ich mir die Krallen[2] gemacht, Christophe kommt morgen zurück[3] ...

Er wird knusprig braun gebrannt sein! Weißt du, bei den Männern ist das wie beim Hähnchen: Das weiße Fleisch ist das Beste!

Der Witz hat einen Bart! Er hat mich schon wissen lassen, dass er auf der Hinreise vier Tage gebraucht hat, um den Jetlag zu überwinden ... Ha! Der braucht nicht zu glauben, dass er mir so davonkommt!

Um wie viel Uhr kommt er an?

Morgens gegen neun, halb zehn.

1 Ich will noch einmal darauf hinweisen, dass all diese Gespräche mit dem ausdrücklichen Einverständnis der Protagonisten abgedruckt wurden.

2 gemeint sind Finger- und Fußnägel.

3 siehe Kapitel 1: Christophe kommt von Réunion zurück ...

Dann soll er sich bis sechs Uhr nachmittags hinlegen und ausruhen.
Nee, er fährt gleich zur Arbeit. Aber das ist mir piepegal! So nicht!
Du wirst ihn umbringen!
Mach dir darüber keine Gedanken. Wenn wir unser Wiedersehen gefeiert haben, kann er schlafen. Am nächsten Morgen wird er frisch wie ein Fisch im Wasser sein. Du glaubst doch nicht etwa, ich hätte acht Tage lang nur von Grünzeug und Kräutertee gelebt, um neben all den Schlampen, mit denen er sich zweifellos im Club eingelassen hat, nicht bestehen zu können?
Hol dein Melatonin raus!
Gute Idee! Glaub mir, er wird's schlucken!
Tu drei Vitamin-C-Kapseln dazu, und du wirst sehen, da kann nichts mehr schief laufen!
Gestell und Pumpe bau ich auf, wenn's sein muss! Glaub mir, und wenn ich ihn an die Wand nageln muss – ich werde nicht einfach dasitzen und schmollen! Wir mögen unsere Fehler haben, aber auf der faulen Haut liegen wir nicht!

Pauline, um 2 Uhr morgens:

Pauline unter ihrem Apfelbaum

Habe ich dich geweckt, Lucienne?
Nicht doch, Schätzchen, ich bin ganz Ohr.
Ich konnte einfach nicht warten ... bin gerade nach Hau-

se gekommen und muss es dir unbedingt sofort erzählen!

Was denn, um Himmels willen?

Wie der Abend mit Paul gelaufen ist!

Ach ja, heute Abend war das also?

Du hattest völlig Recht. Ich bin immer noch völlig hin und weg …

Wirklich?

Blödmann! Der Mann hat einen permanenten Ständer! Dreimal hintereinander, und es hätte ruhig noch weitergehen können. Ich kam mir vor wie auf dem Riesenrad in Disneyland!

Es gibt in Disneyland kein Riesenrad! Das war letztes Jahr im Luna-Park in Saint-Tropez mit Guillaume!

Du verstehst schon. Und wenn einer stark gebaut ist, dann er! Ein richtiger Rüssel! Du hattest völlig Recht, man durfte ihn nicht auslassen, er war sozusagen Pflichtprogramm … Bei seinem Anblick wurde mir ganz schwindelig. Ich hatte Angst, er würde mich zerreißen. Aber von wegen, ich lebe noch! Er war wirklich sehr sanft. Doch am besten hat mir im Grunde genommen immer noch sein Arsch[1] gefallen: zwei schöne pralle Apfelbäckchen … [seufzt] Wie schaffen die Kerle das bloß? Unsereins kann sich höchstens mit etwas hängenden Birnen zufrieden geben …

So, dann hast du ihn also erklommen, deinen Apfelbaum mit den prallen Äpfelchen …

1 laut Umfragen steht dieses Körperteil männlicher Anatomie nach wie vor an der Spitze der Beliebtheitsskala.

Unter dem Grinsen des Gärtners! Der Dreckskerl ist verheiratet! Es ist immer dasselbe! Ich darf ihn auf keinen Fall wiedersehen, sonst bin ich geliefert ... Ich werde mich jetzt hinlegen. Aber ich hatte dir ja versprochen, mich gleich zu melden. Du kannst ihn ruhig weiterempfehlen. Für ein kleines Tralala zwischendurch ist er göttlich, etwas gefährlich, aber göttlich ... [nachdenklich] Irgendwie läuft das aufs selbe hinaus. Also dann, Ciao, Ciao, Küsschen!

Wie Sie sehen, sind männliche Qualitäten durchaus ein Thema – sosehr die Männerwelt dies auch zu verdrängen sucht – und Ihre Leistungen unterliegen einer kritischen Bewertung!

Doch es gibt ein Mittel, ein einziges, um einer rasierklingenscharfen Kritik zu entgehen: *Wenn eine Frau in Sie verliebt ist, wird sie kein Sterbenswörtchen über Ihr intimes Beisammensein verlauten lassen* – nicht mal gegenüber ihrer besten Freundin, nicht einmal mir gegenüber (und das will was heißen!). Dann werden Sie zu etwas Göttergleichem, das gegen Wind und Wetter geschützt werden muss. Die Frau errichtet einen Schutzwall um Sie herum, stärker als der Ihrer Kindheit, und scheut keine Mühe, damit Sie alles bekommen, was Sie sich nur wünschen ... Mehr kann Ihnen wirklich niemand geben!

Wenn Sie also nicht alles einfach nur dem Zufall überlassen wollen, rate ich Ihnen, die folgenden Seiten genau zu lesen!

Ein paar praktische Anleitungen

Eine Vorbemerkung

Wie wir alle wissen, begründet die Begegnung zwischen Mann und Frau die Geschichte der Menschheit. Sie ist ein biologischer und (hoffentlich) körperlicher Schock, der Aufeinanderprall zweier sich gegenseitig fremder Welten.

Wir haben zwei Wesen vor uns, die sich rein äußerlich ähneln: zwei Arme, zwei Beine, einen Kopf. Doch damit endet auch schon alles Gemeinsame. Das Weltbild und die gesetzten Prioritäten unterscheiden sich radikal, manchmal so sehr, dass man sich allen Ernstes fragen muss, ob überhaupt noch Gemeinsamkeiten zwischen diesen Lebewesen auszumachen sind. Abgesehen von dem einen oder anderen Ausnahmefall, scheint es, als ob Mann und Frau geradezu gegensätzliche Richtungen anstrebten und nur durch einen sehr starken Instinkt dazu getrieben würden, sich einander zu nähern.

Zusammenfassung

- *Männer sprechen von Sex, Frauen denken an Liebe …*
- Die männliche Sexualität ist dem Wesen nach *ein körperliches Bedürfnis,* das umgehend nach Befriedigung verlangt. Die weibliche Sexualität ist komplizierter. Zu

ihrer Entfaltung bedarf es *Zärtlichkeit* und vor allem *Sinnlichkeit* (von daher die vielen Missverständnisse und Pleiten, die den Eintritt in den siebten Himmel um Haaresbreite vereiteln – zumeist begründet in zu großer Hast).

- Männer *leben den Moment*, ohne an morgen zu denken, während Frauen darauf aus sind, dass es *andauert*.
- Männern ist an *zahlreichen Eroberungen* gelegen, während Frauen im tiefsten Innern davon träumen, sich *einem Einzigen* hinzugeben.
- Männer sind *Söhne*, Frauen sind *Mütter*. Frauen geben, Männer nehmen.

Ich sage immer, der Mann ähnelt einem Vierkant, den man schnell erkundet hat, während die Frau einer unendlichen Spirale entspricht. Viele Beziehungen zerbrechen an diesem anfänglichen Unverständnis. So natürlich dieses auch sein mag, sollte man doch versuchen, die größten Gräben zu überbrücken, anstatt weitere aufzureißen.

Wahrscheinlich finden Sie schon wieder, dass ich übertreibe, zu sehr vereinfache. Aber machen Sie einmal zum Spaß eine Probe aufs Exempel. Sie ist zwar ein bisschen boshaft, aber nichts ist perfekt, und Sie werden über das Ergebnis staunen. Befragen Sie ein Paar darüber, wie jeder von ihnen die ersten Momente ihrer Begegnung erlebt hat. Sie werden wahrscheinlich zwei Geschichten zu hören bekommen, die (abgesehen vom Ort des Geschehens) nicht das Geringste miteinander gemein haben, und es ist durchaus möglich, dass die anfängliche Erheiterung eine etwas süßsaure Note bekommt. In einigen Fällen könnten

Sie sogar Zeuge einer Szene werden, die sich gewaschen hat.

Wenn Sie, meine Herren, das Glück hatten, die Frau Ihres Lebens zu finden, und sich wünschen, diese genauso zu behalten wie Ruhe und Frieden, darf ich Ihnen meinen ersten Rat von Bedeutung geben:

Sollten Sie das Abenteuer eingehen (und wahrscheinlich kommen Sie daran nicht vorbei), mit der Frau Ihres Herzens den Beginn Ihrer gemeinsamen Geschichte zu erörtern, lassen Sie sie um Himmels willen reden und passen Sie Ihre Version der ihren an. Die Sicht der Dinge aus Ihrer Perspektive könnte (bei allem Wohlwollen) der Frau Ihres Lebens nicht nur den Graben, der Sie von einander trennt offenbaren, sondern den ganzen Abgrund! Schweigen Sie, wenn Sie sich nicht selbst versenken wollen!

Nachdem ich lange Zeit nicht recht wusste, wie ich dieses Thema angehen sollte, und vor allem, wie die Prioritäten zu setzen sind und dem Dringendsten abzuhelfen wäre, will ich Ihnen im Folgenden in Erinnerung rufen:

- **was man auf keinen Fall tun darf (die Sieben Todsünden),**
- **was auf jeden Fall getan werden muss (die Schlüssel zum Paradies),**

ehe ich Ihnen dann Ratschläge verschiedenster Art erteilen will, um der Wahrheit ins Auge zu sehen.

4
Die Sieben Todsünden

Um mit einer Frau zu flirten (beziehungsweise sie nach allen Regeln der Kunst zu verführen), müssen Sie sich von Ihrer besten Seite zeigen, was nicht unbedingt das ist, was Sie darunter verstehen ... Es geht nicht einfach nur darum, »ein Huhn flachzulegen«, was an und für sich schon ein ziemliches Programm ist, sondern derjenigen, die Sie begehren, Lust darauf zu machen, Sie sehr weit und weiter gehen zu lassen.

Das ganze Unterfangen ist gefährlicher, als es zunächst scheint. Viele Männer wollen sich so unbedingt ins rechte Licht rücken, dass sie überhaupt nicht bemerken, wie sie sich verstricken und die Partie bereits verloren haben, noch ehe sie recht begonnen hat.

Wie ich bereits im Vorwort ankündigte, ist mir die Idee zu diesem Buch gekommen, als ich mit ansehen musste, wie sich eine meiner Freundinnen von einem Mann »aushalten« ließ (kein schönes Wort, aber es fällt mir kein anderes ein), und zwar in der vulgärsten Form. Der Mann war in seinem Beruf außerordentlich erfolgreich, und sie war seinem gewissen Charme bis zu dem Tag erlegen, an dem die peinliche Stunde der Wahrheit schlug. Zweifellos glaubte unser Operetten-Don Juan, sich ins rechte Licht rücken zu können (und einen Minderwertigkeitskomplex zu kompensieren, den er bis dahin geschickt zu verbergen verstanden hatte), und unterbreitete uns weitschweifend (und katastrophal), was für ein unwiderstehlicher Verführer er sei. Aus dem anfänglichen Gespräch wurde ein Monolog, in dem er uns die Details seiner weitreichenden finanziellen Projekte lieferte (als Vorspeise), ehe er sich (als Hauptspeise) auf eine erschöpfende Auflistung seiner gelungenen Liebesabenteuer in letzter Zeit stürzte, bei der er all diejenigen Unglücklichen aufzählte, die das zweifelhafte Vergnügen hatten, seine Bettstatt zu teilen.

Niedergeschmettert nahmen Charlotte und ich die Namensliste zur Kenntnis, die zum Großteil aus Promis bestand (unser Spaßvogel hatte eine Schwäche für Glamour) und denen er noch manche schwelgerische Eigenschaft zuordnete:

»Also wirklich, man muss sagen, sie hatte noch ganz hübsche Rundungen ... besonders von hinten[1].«

»Ich hatte eine ganz nette Zeit mit ihr, drei wirklich schöne Wochen ... Aber sie muss unbedingt mindestens drei Kilo an den Oberschenkeln abnehmen[2].«

»Ach, die Kleine war reizend ..., aber was für eine Klette[3]!«

1 Es handelte sich hierbei um ein früheres Sexsymbol.

2 Hier war von einer Schauspielerin die Rede, deren Film gerade angelaufen war.

3 Ein aufsteigendes Top-Model.

Ich muss wohl nicht betonen, dass die Geschichte noch vor dem Nachtisch gelaufen war, aber sicher nicht im Sinne dieses Westentaschen-Casanovas ... Armand, nennen wir ihn einfach so, hatte die grundlegendsten Regeln verletzt, hatte einen Fehler von absoluter Tragweite begangen!

Erste Sünde: Die Gleichmacherei

Oder wie man eine Frau wie einen Kerl behandelt, weil man denkt, die neue Gleichstellung der Geschlechter habe sämtliche Unterschiede ausradiert.

Armand legte, das will ich gerne einräumen, ein ungehobeltes Benehmen an den Tag, das kaum seinesgleichen findet (obwohl ...). Viele Männer beweisen oft wenig Fingerspitzengefühl, das zwar nicht unbedingt so sehr ins Auge fallen muss, sich aber ebenso verheerend auswirken kann. Zugegeben, der äußere Schein täuscht manchmal, aber wenn junge Mädchen heute Jeans tragen, heißt das noch lange nicht, dass sie sich auch alles anhören, und noch weniger, dass sie alles in Kauf nehmen müssen. Hier wie anderswo trügt der Schein, und das kann man sich gar nicht eindringlich genug vor Augen führen. Hier ein Ausschnitt aus einem Gespräch, das ich mit Sylvie geführt habe:

Ach, übrigens bin ich gestern Abend mit Hervé ausgegangen ...

Hervé? Welcher Hervé? Etwa der Hervé?

Du hast's erfasst. Es war jetzt das dritte Mal, und ich muss dir ehrlich sagen, ich weiß nicht, ob's ein viertes Mal geben wird. Wir waren im Kino. Der Film war so lala, aber er wollte unbedingt einen Krimi sehen und ich wollte nett sein. Du kennst mich ja, ich habe nichts gesagt, habe mich brav im Zaume gehalten.

Du hast dich ihm nicht widersetzt?

Um ein Haar, aber dann hatte ich keinen Nerv mehr. Als wir rauskamen, regnete es Bindfäden. Der Herr hatte den Wagen natürlich j.w.d. abgestellt, um das Parkhaus zu sparen. Und meinst du etwa, er würde das Auto holen? Ha, von wegen! Nicht mal angeboten hat er's! Also musste ich eine halbe Stunde neben ihm her trotten, während es nur so schüttete! Alles, was ihm dazu einfiel, war: »Pech gehabt mit dem Wetter, dafür kann ich nichts.« Als ob ich ihn für einen Meteorologen hielt! Zudem legte er einen Affenzahn hin. Ich versuchte mit ihm Schritt zu halten und war bald völlig hinüber. Nach hundert Metern hätte er mich fast noch angeschnauzt! Ich brauche dir wohl nicht zu sagen, dass der Abend ein Reinfall war... Während des ganzen Abendessens habe ich geschmollt, dann bin ich im Taxi nach Hause gefahren, damit es kein Missverständnis gibt. Eins sage ich dir, ich habe die Schnauze voll von diesen ungehobelten Patronen! Eine Dauerwelle und zwei Schachteln Aspirin hat er mich gekostet ... Ich schniefe wie ein Walross! Wenn du mich sehen könntest... 20 Jahre bin ich gealtert! Aber ich ziehe meine Konsequenzen: von jetzt an wieder Stöckelschuhe und weibliche Launen! Meine Mutter hatte ganz Recht: Die Männer lieben nur Zicken! Na, glaub mir, dann werde ich halt auch eine!

Sind Armand und Hervé nun einfach nur unglaubliche Flegel? Nicht mehr als:

- Francis, der Léa von der Bahn abholt und sie das ganze Gepäck allein tragen lässt (abgesehen von einem Köfferchen ...);
- Renaud, der Laetitia bittet, ihn abzuholen, und sie dann eine Dreiviertelstunde warten lässt, um seine geschäftlichen Telefonate abzuwickeln.
- Florent, der Karine auf seinem Motorroller zum Restaurant mitnimmt, ohne auch nur einen Moment daran zu denken, dass dies für eine Frau (in engem Rock) vielleicht nicht so spaßig ist.
- Stéphane, der Valérie zu einem Geschäftscocktail einlädt und sie dann in der Ecke abstellt, ohne sich darum zu kümmern, ob sie einen Gesprächspartner hat.

Und so weiter ... Ich bin sicher, die Damen könnten diese Liste mühelos vervollständigen. Wenden wir uns jetzt weiteren Todsünden zu, von denen jede Einzelne genügt, Sie zum Fegefeuer zu verdammen!

Zweite Sünde:
Der Geiz

... ist die Mutter allen Lasters. Da er im Grunde genommen schmachvoll ist, wird er meist stillschweigend vollzogen. Er ist ziemlich verbreitet unter den Männern von heute. Manchmal tritt er ganz offen zu Tage, meistens wird er kaschiert, entgeht den Frauen aber keineswegs.

Und dann hat er noch etwas getan, was ich hasse: Er hat mir nicht nur zu verstehen gegeben, dass er auf den Nachtisch verzichten und das günstige Tagesgericht nehmen wollte, sondern am Ende hat er auch noch die Rechnung eingesteckt, um sie steuerlich abzusetzen!

Immerhin hat er dich eingeladen ... Ich kannte einen, der war viel schlimmer. Wir haben uns die Rechnung geteilt, und am Ende hat er sie an sich genommen!

(Bénédicte und Sarah)

Eine Frau passt immer genau auf, wie Sie mit Geld umgehen, auch wenn sie sich nichts anmerken lässt. Sie verlangt nicht unbedingt große Geschenke, will nur einen Beweis, dass Sie ihre Gesellschaft zu schätzen wissen und gerne bereit sind, dafür etwas springen zu lassen. Und meist zu Recht bekommen Sie am Ende zu hören, was für ein knauseriger Kerl Sie doch im Grunde sind. Andererseits sind die Frauen aber (meistens) bestens über Ihre Mittel im Bilde und haben (meistens) nicht vor, Sie an den Rand des Ruins zu bringen. Wenn Sie sich weigern, dieser archaischen, mythologischen und stammesüblichen Opfergabe nachzukommen, zeigen Sie damit nur eines: dass Sie nämlich der Damen und allem, was diese Ihnen opfern, schlicht und einfach nicht wert sind.

Daran hat sich auch in heutigen Zeiten nichts geändert …

Als Anita vor kurzem aus dem Urlaub zurückkam, vertraute sie mir eine kleine Anekdote an. Sie und Rémi, ihr neuer Liebhaber, kamen gerade von einem vierzehntägigen Aufenthalt auf den Antillen zurück. Ich muss wohl nicht betonen, dass alle ihre Freundinnen sie ein bisschen beneideten[1] und gespannt auf einen genauen Bericht über diese Fast-Flitterwochen warteten. Rémi hatte offenbar ganze Arbeit geleistet und sie in ein herrliches Hotel auf einer dieser mikroskopisch kleinen Inseln in der Karibik eingeladen[2]. Lassen wir sie für sich selbst sprechen:

»Ein einziger Traum … Eine Strohhütte direkt am Meer wie bei Robinson Crusoe, ein Bett mit Massagevibrationen und eine entzückende Inneneinrichtung im typischen Stil, für die man hier ein Vermögen zahlen würde. Das Ganze wie aus einem Prospekt, ich traue meinen Augen kaum, allem anderen übrigens auch nicht. Am ersten Abend setze ich mich, naiv wie ich bin, an die Hotelbar und will einen Piña-Colada. Da blafft mich Rémi bleich vor Zorn an:

Spinnst du? Die Drinks hier kosten ein Vermögen!

1 Ich nicht, bei hoher Luftfeuchtigkeit kräuseln sich mir die Haare.

2 Jawohl, er hat wirklich die Rechnung bezahlt.

Ich verstehe nicht gleich, da kneift er mir in den Arm und sagt dasselbe noch einmal zwei Tonlagen leiser. Vor der Abreise war er so um mich herumscharwenzelt, dass ich Idiotin tatsächlich ohne einen Pfennig abgereist war. Das darf man niemals tun! In drei Minuten wurde mir klar, dass der Herr zwar Vollpension gezahlt hatte, aber auf keinen Fall für irgendwelche Extras aufkommen wollte! Na, du kennst mich ja, auf dem Absatz kehrt in den Esssaal ... Drei Tage haben wir kein Wort miteinander gesprochen. Aber warte, es kommt noch schöner ... Am Morgen des vierten Tages komme ich aus dem Bad, eingehüllt in meine weibliche Würde – ich muss dir wohl nicht extra sagen, dass er den Gürtel enger schnallen musste, genau wie ich, ich stand sozusagen auf der Liste der Extras! Ich schlang mir gerade ein Tuch um die Hüften, da trat mein Rémi mit einer braunen Papiertüte ein. Er warf sie aufs Bett und sagte mit boshafter Miene: Hier, was zu trinken!

Drei Kilo Orangen, die er auf dem Markt gekauft hatte! Ich habe durchgehalten bis zur Abreise, aber wäre ich nicht so reserviert gewesen, hätte ich mir sämtliche Bungalows zur Brust genommen. Es war die Hölle, Schätzchen, die Hölle! Auf einem Schiffbrüchigenfloß wäre er der Erste gewesen, der mich angenagt hätte. Jetzt werden mir überhaupt erst viele Dinge klar: zweimal geschieden – kann das Zufall sein? Und wie hatte ich ihn bedauert! Jetzt bin ich sicher, dass er ein analrenitenter Sadist ist[1]! Ich hätte das aus seiner Schrift ersehen müs-

1 Anita ist Graphologin.

sen, aber ich war einfach geblendet. Der Mann ist echt gefährlich, unter der Hand zu allem fähig. Es gibt Augenblicke, da hat er den Blick einer Bestie … Eigentlich gehört er weggesteckt!«

Diese (absolut wahre) Geschichte ist fast eine Parabel. In ihrem Ärger (gelinde gesagt) kommt Anita zu ziemlich drastischen Schlüssen, die nicht unbedingt falsch sein müssen, denn man weiß ja, dass Knauserigkeit andere Charakterzüge offenbart und bedingt. *Mehr als jeder andere Fehler offenbart sie ein Wesen, mit dem schwierig auszukommen ist.*

Wenn Sie also von Zeit zu Zeit (ganz selten, da bin ich sicher) zur Knauserigkeit neigen sollten, ersticken Sie diese gleich im Keime, denn, wie Sie gerade gesehen haben, niemand vermag zu sagen, wie weit die entrüsteten Reaktionen Ihrer (zukünftigen oder ex-zukünftigen) weiblichen Begleitung zu reichen vermögen …

Dritte Sünde:
Vor ihrer Zeit

Eine Vergangenheit zu haben, ist immer bedauerlich, darüber zu sprechen, eine Beleidigung.

Das mag nicht so selbstverständlich erscheinen, aber hören Sie auf mich: Seien Sie vorsichtig!

Vielleicht bedarf es keiner großen Mühe, Armands Übertreibungen zu vermeiden, aber es drohen noch andere Gefahren.

Zunächst einmal sollten Sie sich vor Augen führen, dass drei Männertypen nicht sonderlich gefragt sind:

- ***der eingefleischte Junggeselle*** **vom Typ alter Knacker, bei dem man Egoismus, Pedanterie und Herzenskälte vermutet;**
- ***der Problemmann*** **mit zahlreichen Alimentepflichten, die von seiner Labilität zeugen;**
- ***der Don Juan,*** **vor dem man sich seit Jugendjahren in Acht nimmt …**

Letztlich liegt die Entscheidung bei Ihnen, was Sie offenbaren wollen und was nicht und wie Sie sich durchmanövrieren, ohne unter eine der drei Kategorien zu fallen. Denn: *Ihre Vergangenheit ist zugleich Ihr schlimmster Feind und Ihr engster Verbündeter* … Die Frauen, die Ihrem Charme erliegen, werden immer bereitwillig zuhören, was Sie erzählen, denn es ist ein Mittel, Sie besser kennen zu lernen und sich vorzustellen, wie wohl eine Zukunft an Ihrer Seite aussehen könnte. Alles, was Sie den Frauen erzählen, wird mehr oder weniger bewusst analysiert, aber ganz unterschiedlich, der Situation entsprechend, verwendet werden ... Und genau da liegt die Schwierigkeit: Ohne es zu wissen, bewegen Sie sich schon auf Messers Schneide, also geben Sie Acht, auf welche Rutschpartie Sie sich einlassen. Die Schuld haben Sie sich letzten Endes selbst zuzuschreiben. Ja, wenn Sie das vorher gewusst hätten ... Jetzt wissen Sie's!

Sehr wahrscheinlich laufen die Dinge so ab:

- **In den schönsten Momenten,** in den herrlichsten Stunden Ihres Zusammenseins, wird Ihre Dulcinea die Erste sein, die Sie (gegebenenfalls) bedauert, sich (in fast allen Fällen) auf Ihre Seite stellt und sich gegen alles, was man Ihnen antut, auflehnen. Wie kann man es wagen? Einem Mann wie Ihnen! Vergessen Sie einfach alles, ziehen Sie daraus keine voreiligen Schlussfolgerungen. Frauen kommen nicht mehr darauf zurück und verstehen es, Sie vergessen zu lassen.
- **In weniger glorreichen Stunden**, wenn einer Ihrer raren (kleinen) Fehler sie zu ärgern beginnt, sie zur Weißglut treibt, ihr gegen den Strich geht ..., dann ist Schluss mit zärtlichem Verständnis und allen Ausreden. Wundern Sie sich nicht über ein radikal anderes Analyseergebnis. Dann heißt es: Eigentlich hätte sie es sich gleich denken können, es ist ja auch nicht verwunderlich, darüber bestand von Anfang an kein Zweifel, zu etwas anderem seien Sie ja sowieso nicht imstande.

Nehmen wir ein kleines Beispiel direkt aus dem Leben. Anfang Januar lernt Corinne Laurent kennen, ein Typ ganz nach ihrem Geschmack, der aber durch seine vorausgegangene Geschichte leicht traumatisiert war .

»Er war mit einer zwanzig Jahre älteren Frau zusammen. Nicht etwa, dass ich auch nur das Geringste dagegen hätte, ganz im Gegenteil. Aber was für eine Schlampe! Sie hat ihn nur ausgenutzt. Ein Jahr lang Frischfleisch, und hopp auf den Müll! Und wie naiv er auch ist! Aber er ist ein Poet, da muss man sich echt nicht wundern. Weiber wie sie sind es, die uns reinreiten!«

Dieselbe Frau drei Wochen später:

»Dieser Neandertaler ist wirklich zu bescheuert! Wegen nichts und wieder nichts macht er mir eine Szene, die sich gewaschen hat. Nie auch nur ein liebenswürdiges Wort. Neulich Abend rackere ich mich ab und koche ihm Bio-Champignons mit Schalotten in Sahnesauce, und weißt du, was er da zu mir sagt? Dass er kein Kalbfleisch isst! Glaubst du das?! Der hat sie doch echt nicht mehr alle! Seine Alte hatte ganz schön Mumm, ihn sich so lange aufzuhalsen ... Ich frage mich, wie sie das geschafft hat! Und es ist natürlich kein Zufall, dass er mit ihr zusammen war. Er braucht eine Mama! Aber das sage ich dir, ich kann durchaus ohne Gör leben!«

Das ist einer der geläufigsten Aspekte, eine der unausweichlichsten Gefahren, in die Sie Ihr (leichter) Hang, Ihre persönliche Story ins rechte Licht rücken zu wollen, hineinreißt. Und das ist nicht alles ...

Denn Sie können sich durchaus darauf gefasst machen, dass

- **Ihnen nicht einmal ein Probelauf gewährt wird**. Es gibt nämlich so manche Frau, die dazu neigt anzunehmen, wenn Sie sich dazu hinreißen lassen, über die Fehler Ihrer Verflossenen zu plaudern, dass sie früher oder später selbst an der Reihe sein wird und die Zielscheibe Ihrer Kritik abgibt. Und sie will sich nicht im Geringsten vorstellen müssen, wie Sie Ihrer nächsten Flamme ein schiefes Bild von ihr hinhauen.
- **es zu ungelegenen Eifersuchtsszenen kommt** (ja, ja, auch Frauen sind dazu imstande), wenn Sie sich erneut mit der »Ex« treffen, die Sie zum Märtyrer gemacht hat. Denn in den meisten Fällen haben Sie wahrscheinlich ziemlich übertrieben, was die eine Seite in Ihnen nicht unbedingt wahrhaben will. Umso weniger, als Sie die Darstellung »der anderen« schwärzer gemalt haben, als dies der Wahrheit entspricht, und Ihre »Neue« insofern davon ausgeht, dass Sie, wenn sie all das Schreckliche»der anderen« ertragen haben, jene Frau wirklich geliebt haben müssen. Und wenn Sie sich dann mit jener »Bestie« aussöhnen, ist das für Ihre »Neue« wie ein Schlag ins Gesicht, denn ihre ganze (geduldige) Arbeit, Sie wieder aufzurichten, war offenbar völlig für die Katz. Diese Warnung richtet sich vornehmlich an geschiedene oder getrennt lebende Männer mit Kindern.

Der Kontakt zu ihren Müttern ist obligatorisch. Wenn Sie aber den Bogen etwas überspannt und aus ihr eine Kreuzung aus böser Stiefmutter und Frankensteins Braut gemacht haben, sollten Sie nicht überrascht sein, wenn die Frau, mit der Sie jetzt zusammenleben, von Ihnen kaum mehr ernsthafte, tiefer gehende Gespräche erwartet ...

Es wäre wirklich schade, sich das Leben (für alle Zeiten) dadurch zu ruinieren, dass man (für wenige Augenblicke) versucht hat, sich selbst aufzuwerten ...

Also: Schweigen Sie, vermeiden Sie alle Einzelheiten und sagen Sie sich, dass eine Frau, die sich erobern lassen will, schon durch eine charmante Kleinigkeit ihr Herz öffnet. Ihr Cocker-Spaniel-Blick[1] reicht völlig aus, alle Zärtlichkeit dieser Frau zu stimulieren, ohne dass Sie sich in gefährlicher Weise ins Zeug legen müssen. Denken Sie immer daran: Je weniger Sie ihr erzählen, umso mehr ist sie imstande, sich Dinge vorzustellen, die Ihnen nicht einmal im Traum einfallen würden ... Ich garantiere Ihnen aus eigener Erfahrung, dass ein »Er sagt zwar nichts, hat aber bestimmt ziemlich leiden müssen« ein Freifahrtschein erster Klasse dafür ist, sich in aller Ruhe verhätscheln zu lassen ...

1 Doch, doch, Sie haben ihn gut drauf

Vierte Sünde:
Die Vernachlässigung

Jetzt kommen wir zu einem Hauptpunkt, *denn es gibt Dinge, denen Sie vielleicht keine große Bedeutung beimessen, die aber in den Augen der Frauen entscheidend sind.* Was für Sie ziemlich nebensächlich ist, kann der Frau Ihres Herzens wie ein unerhörter Mangel an Aufmerksamkeit (oder schlimmer) ihr gegenüber vorkommen ... Das leuchtet Ihnen nicht ganz ein? Au weia, dann machen Sie sich bald auf eine Trennung von Tisch und Bett gefasst!

Als ich neulich mit Coco (immer noch dieselbe) darüber sprach, rief sie mir wieder den Ausspruch des großen Victor Hugo ins Gedächtnis: »Die Form ist das Unterste, das an die Oberfläche aufsteigt!« ... »Die Kleinigkeiten sind es, die das wahre Ich der Kerle zeigen ... Ich habe mal einen vor die Tür gesetzt, weil er sie mir nie aufhielt[1]!«

Es versteht sich von selbst, dass ich unmöglich eine ellenlange Liste an Dingen aufführen kann, die absolut zu vermeiden sind. Aber ich muss gestehen, sie sind so zahlreich, dass einem Novizen schwindelig werden kann. Wenn man jedoch genauer hinsieht, sind sie ziemlich augenscheinlich und verraten alle einen *Mangel an Respekt* gegenüber Ihrer Partnerin: das Einzige, was diese *wirklich* nicht erträgt.

Also versuchen Sie, sich zumindest vor den folgenden

1 Das ist jetzt natürlich nicht von unserem ehrenwerten Victor, sondern eine Umschreibung von Coco. .

Fettnäpfchen zu hüten, die ich etwas willkürlich aus verschiedenen Gesprächen zusammengestoppelt habe, damit Sie wenigstens die gröbsten vermeiden.

❖ **Keine anerkennende Bemerkung über all die Anstrengungen, die sie auf sich genommen hat, Sie zu verführen …**

»Nicht ein einziges Wort, Schätzchen … 800 Mark für einen Rock von Lacroix, dabei hätte ich ebenso gut eine Latzhose anziehen können! Wenn ich das gewusst hätte, hätte ich meine Feuchtigkeitsmaske während des Abendessens aufbehalten … Eigentlich hätte sie drei Stunden lang einziehen müssen, und ich hatte kaum 20 Minuten, den Putz aufzuschmieren. Allerfeinste Creme, lasse ich extra aus der Schweiz kommen!« (Lucie)

❖ **Ein Essen, für das sie viele Stunden in der Küche zugebracht hat, ohne jedes Kompliment in drei Minuten hinunterschlingen.**

»Stundenlang steht man am Herd – vom Einkaufen ganz zu schweigen. Der ganze Samstag geht drauf, und schwuppdiwupp drei Bissen später ist alles vertilgt.« (Inès)

Natürlich haben Sie jeden Happen genossen, aber die Dame Ihres Herzens wird Ihnen mit Sicherheit das nächst Mal eher einen Teller Whiskas mit Sauce vorsetzen!

❖ **Die Dame um Mitternacht ein Taxi rufen lassen, weil Sie am nächsten Morgen früh raus müssen und es völlig außer Frage ist, sie nach Hause zu fahren …**

»Und dann hat er sogar noch gesagt, ich hätte nichts zu befürchten, weil die Justizbehörde nach den vielen Überfällen im vergangenen Monat die Polizeistreifen verstärkt hätten!« (Caroline)

Wie idiotisch! Wenn Sie der Dame vorgeschlagen hätten, Sie heimzufahren und die lange Rückfahrt quer durch die Stadt galant in Kauf zu nehmen, hätte Sie vielleicht rücksichtsvoll abgelehnt …

❖ **Bei Tisch in den Zähnen stochern …**

»Nichts blieb mir erspart! Ich konnte förmlich vor mir sehen, wie er in ein paar Jahren sein Gebiss herausnimmt …« (Tania)

Glauben Sie allen Ernstes, dass die Dame wirklich dadurch angeregt wird, Sie zu küssen? Lassen Sie einfach alles wie es ist! Oder gehen Sie kurz »Hände waschen«.

❖ **Im Bett die Socken anbehalten.**

»Das geht überhaupt nicht! Da vergeht mir jede Lust! Das ist wie eines dieser belegten Brote in der Bahn: ohne Butter auf altem Brot …« (Danielle)

Sie müssen noch den letzten Zug erreichen? Sie haben Ihre Füße nicht gewaschen? Sie müssen sich beeilen und dürfen hinterher keine Zeit damit verlieren, sich anzuziehen? Ihnen ist in den Armen der Dame kalt? Mit ein wenig Fantasie wird Ihnen schon wieder warm werden!

❖ **Den Wagen der Dame ausleihen und ohne einen Tropfen Benzin zurückbringen.**

> »Nicht mal bis zur Tankstelle hat's gereicht! Glaubt der Kerl allen Ernstes, ich hätte nichts Besseres zu tun, als meine Karre zu schieben?« (Marisa)

So so, der Tank ist also völlig leer ... Dieser ungeheuer symbolische Akt verheißt nichts Gutes in Bezug auf Ihre Manneskraft!

Ich glaube, ich muss auf diesem Punkt nicht weiter beharren. Sie haben schon begriffen, worauf's hier ankommt. Jetzt brauchen Sie nur noch den nächsten Schritt zu wagen, um ähnlich kleinkarierte Fettnäpfchen zu umgehen ...

Eine Sache, mit der Sie vielleicht eines Tages konfrontiert werden, will ich auf keinen Fall unerwähnt lassen: Schlafen Sie nie mit einer anderen Frau im Ehebett! Unter gar keinen Umständen! Für Sie persönlich mag so etwas nur ein weiterer unbedeutender Seitensprung sein, für eine Frau ist das Bett ein heiliger Ort, der Tempel aller Tempel! Man mag Ihnen viel verzeihen, aber eine solche Schandtat kommt einer Majestätsbeleidigung gleich!

Ihr momentaner Seitensprung findet vielleicht Vergnügen daran, immerhin bieten Sie ihm einen Thron (was keinesfalls heißen soll, dass dies unbedingt der Fall ist, weit gefehlt!). Doch früher oder später wird Ihre Herzdame ein Urteil über Sie fällen und zu dem Schluss gelangen, Sie der Kategorie ungehobelter Taugenichtse zuzuordnen, die man eher meiden sollte.

Und was Ihre Frau angeht, können Sie sich auf etwas gefasst machen wenn sie das erfährt! Um der Finsternis zu entgehen, die Ihnen blüht, werfen Sie sich am besten sofort in ein Taxi nach Timbuktu und reiten von dort aus weiter in die Wüste ... Denn ein Verräter sind Sie, ein Judas, der Schäbigste und Gemeinste unter allen Kreaturen dieser Welt, und der Rest Ihres Lebens reicht nicht aus, sie anzuflehen, sie möge Ihnen vergeben!

Von da ab werden Sie ein Mal tragen, eingebrannt für immer und ewig, und Ihre bessere Ehehälfte wird keine Gelegenheit auslassen, Sie ständig daran zu erinnern, das versichere ich Ihnen! Tausend Geliebte hätten nicht so viel Unheil anrichten können wie dieser eine kleine Ausrutscher ...

Wenn Sie also Ihre Wohnung vorführen (was übrigens verbreiteter ist, als allgemein angenommen wird[1]), bleiben Sie lieber im allgemeinen Wohnbereich und nehmen Sie mit dem traditionellen Küchentisch vorlieb, beziehungsweise mit dem Teppich im Esszimmer ...

1 Ich kannte ein paar Geliebte, die sofort die von der »Legitimen« renovierte Wohnung inspizieren wollten. Zwar spielte eine gewisse Neugier, was die Raumgestaltung betraf, dabei eine Rolle, doch das eigentliche Ziel war ein anderes: Sie wollte sich einen Eindruck über den Kostenaufwand verschaffen, um ein dementsprechendes Geschenk für sich herauszuschlagen.

Fünfte Sünde: Der Pragmatismus

Und wo bleibt der Schuss Romantik? Eine Liebesaffäre sollte immer den Hauch des Außergewöhnlichen tragen, des Einzigartigen, außerhalb von Zeit und Raum, oder zumindest die Illusion kostbarer, magischer Momente (auch wenn sie nur einen Abend lang anhält und niemand hintergangen wird). Frauen sind selten daran interessiert, ein Programm zu absolvieren, etwa so: 19 Uhr Abendessen, 21 Uhr Sex, damit man noch rechtzeitig den letzten Spielfilm um 22 Uhr 15 erwischt …

Ich will mich nicht allzu sehr bei Estelle aufhalten, der es bis oben steht, von ihrer neuen Flamme systematisch Sträuße aus Trockenblumen geschenkt zu bekommen, weil »die sich länger halten« (also wirklich) … Allgemein kann ich nur raten, Folgendes zu vermeiden:

❖ **Kondome in der Nachttischschublade gleich neben Ihrem Bett zu horten …**

»Schachteln über Schachteln in allen Farben, eine wahre Sammlung. Es kam mir vor wie im Supermarkt, als eine Art Draufgabe beim Kauf einer gewissen Menge …« (Adeline)

Wenn ich Ihnen formell dazu rate, geschützt zu genießen, heißt das noch lange nicht, keine Form zu wahren! Verwahren Sie Ihre Kondome im Bad und erwecken Sie nicht den Eindruck, ein alter Routinier zu sein, der seine Nummer durchzieht ... Ich versichere Ihnen, das macht keinen guten Eindruck.

❖ **Mit einer Tasche voll sauberer Wäsche bei ihr anzukommen, weil Sie um 19 Uhr eine andere Verabredung haben ...**

Fabiennes Lover kam (einen Monat lang) jeden Dienstag von fünf bis sieben mit seiner sauberen Wechselwäsche angetanzt:

»Im Grunde genommen wusste ich nicht mehr genau, ob er mich besuchen kam, oder ob ich nur das Glück hatte, gleich neben dem Bad zu wohnen ...«

❖ **Das Handy angeschaltet lassen, um mit dem Büro in Kontakt zu bleiben ...**

»Beim dritten Anruf hatte ich dann irgendwie das Gefühl, mit seiner Sekretärin zu schlafen ...« (Alix)

❖ **Ihr nur (zumeist Ihnen selbst) nützliche Geschenke zu machen.**

»Zuerst bekam ich von ihm ein Reisebügeleisen, dann ein Dampfbügeleisen, dann eine Kiste Wein und schließlich ein Zigarrenmesser[1]. Er lebt auf dem Land: Wenn er um

1 Hélène raucht nicht, aber ihr Liebhaber.

meine Hand anhält, schenkt er mir bestimmt einen Rasenmäher und eine Großpackung Unkraut-Ex!« (Hélène)

»Meiner hat's mit Spitzenunterwäsche und Minislips ... das Schwein. Anfangs fand ich es noch witzig, aber jetzt ist mein Schrank voll von dem Zeug. Wenn ich bedenke, was das alles gekostet hat, könnte ich mir so manches andere vorstellen ... Aber es ist völlig zwecklos ...« (Jeanne)

❖ **Sie betrügen und es ihr hinterher beichten, um Ihr Gewissen zu erleichtern.**

»Was für ein Idiot, also wirklich! Nicht nur, dass er seit sechs Monaten mit dieser Schlampe rummacht, jetzt soll ich auch noch die Scherben kitten! Habe ich ihm etwa erzählt, wie ich meinen Assistenten vernascht habe?! Noch unter dem Fallbeil hätte ich geleugnet ... Ist das etwa kein Liebesbeweis? Wie soll ich ihm denn jetzt noch vertrauen?« (Christine)

❖ **All ihren Freundinnen nachstellen.**

»Noch keine dreimal hatte er mit mir geschlafen, da liebäugelte er schon mit allen meinen Freundinnen ... Irgendwie kam ich mir vor wie seine ganz persönliche Puffmutter.« (Boubou)

❖ **Sie an Orte mitnehmen, an denen Sie schon mit anderen Frauen waren.**

»Oh, ich habe gleich kapiert, alle Welt kannte ihn. Und irgendwie hatte ich den unangenehmen Eindruck, dass die dumme Kuh an der Rezeption mich scheel ansah und sich fragte, wie lange das wohl halten würde ...« (Désirée)

❖ **Oder (was keinesfalls besser ist) sorgfältig alle Orte meiden, an denen Sie zusammen mit ihr gesehen werden könnten.**

Hier ein Ausschnitt aus einem Gespräch zwischen Marthe und Claire, die beide ein Verhältnis mit verheirateten Männern hatten:

»Dass er nicht frei ist, will ich ja noch gerne in Kauf nehmen, aber dass er ständig mit mir in dasselbe Restaurant geht, weil er weiß, dort tratscht man nicht über ihn, steht mir bis hier! Ich kenne die Speisekarte rauf und runter. Abgesehen von den Jakobsmuscheln auf Eis weiß ich nicht mehr, was ich noch bestellen soll!« – »Kein Grund zur Beschwerde! Immerhin führt er dich aus. Weißt du, was mir neulich mit Bruno auf einem Waldspaziergang passiert ist? Er glaubte, ganz in der Ferne eine Freundin seiner Frau zu sehen. Und rate mal, was er getan hat. Er hat mich doch tatsächlich in den Graben geschubst! Ich hätte mir den Knöchel verstauchen und vor Schmerz aufheulen können ... [nachdenklich] Ich bin echt blöde; genau das hätte ich tun sollen!«

Die Liste könnte endlos weitergeführt werden. Hier nur noch ein paar Gedächtnisstützen apropos Fettnäpfchen:

- Drei Wochen nach Ihrer Bekanntschaft die Schmutzwäsche mitbringen;
- die Dame Ihren Kühlschrank auffüllen lassen[1];
- die Kreuzworträtsel in der Fernsehzeitschrift Ihrer Herzdame ausfüllen, weil sie sich angeblich sowieso nur irrt[2] ...
- die Dame für vierzehn Tage zu sich einladen, »um sich besser kennen zu lernen«, sie dann auf Ihren gerade erstandenen Resthof im hintersten Provinznest entführen, ihr bei der Ankunft einen Besen in die Hand drücken und erklären, das nächstgelegene Bad sei im Gasthof des Nachbardorfs zu finden;
- sich gleich bei der Dame häuslich niederlassen, weil Sie Ihre alte Wohnung aufgegeben haben und die neue noch nicht bezugsfertig ist;
- die Dame vorzugsweise Sonntagabend besuchen, weil Sie kein Kabel-TV haben (sie hingegen hat's) und die Ligaspiele beginnen ...

1 Auch nicht indirekt, indem Sie zwar nichts von ihr verlangen, aber auch nie etwas im Hause haben.

2 Sie hingegen natürlich nie! Und optimistisch wie Sie sind, schreiben Sie gleich mit Kuli drauflos ...

Zusammengefasst kann man sagen, Sie sollten tunlichst nicht den Eindruck erwecken, alles vorausgeplant zu haben und nichts draufzahlen zu wollen. Großzügigkeit ist das Wesentliche für eine Beziehung, besonders am Anfang, und nichts ist unangenehmer, als den Eindruck zu erwecken, man sei nur darauf aus, dass »jede Investition sich rentieren müsse«. Das »Kleinkapital« der Frauen darf Sie nicht zum Börsenmakler werden lassen!

Sechste Sünde: Unentschlossenheit

Immer der Dame die Entscheidung zu überlassen, ist abscheulich. Das mag sich im ersten Moment, im Hinblick auf die Frage der Gleichberechtigung, zwar etwas komisch anhören, ist aber eine Realität.

Frauen haben es satt, alles lenken zu müssen, und eins ganz besonders: Sie! Frauen wollen Arbeitsteilung und haben es schnell über, Ihnen alles vorkauen zu müssen. Urlaubspläne, Abendveranstaltungen, Schmorbraten oder die Auswahl der gereichten Häppchen beim Empfang – immer sind's die Frauen, denen die Entscheidungen überlassen werden!

Könnte es sein, dass das so genannte schwache Geschlecht die eine oder andere Manie traditionellen Machogehabes vermisst? Hier und da ist das zweifellos der Fall. Frauen haben oft den Eindruck, die Männer hätten vor allem die negativen Seiten beibehalten, ohne je Verantwortung zu übernehmen ...

Hier ein paar Beispiele:

Vor ungefähr einem Monat hat Clotilde Simon kennen gelernt. Alles ließ sich recht gut an, aber jetzt läuft überhaupt nichts mehr.

»Jedes Mal, wenn ich ihn frage, was wir tun sollen, antwortet er mir: ›Was du willst, Schatz ...‹ Anfangs fand ich's eher nett, aber inzwischen geht's mir wahnsinnig auf die Nerven! Nicht mal einen Film kann er für uns aussuchen!«

Hand aufs Herz, meine Herren, Sie verstecken sich ganz gerne hinter einer solchen Haltung, oder? Ich rate Ihnen, diese ganz schnell zu ändern, sonst könnten Ihre Partnerinnen zu ärgerlichen Schlussfolgerungen gelangen:

»Jedenfalls ist ihm alles scheißegal. Nie hat er eine Idee! Wenn er aus seinem Trott kommt, kannst du ihn vergessen. Ich habe es jetzt satt! Ich frage mich letzten Endes, was er überhaupt an mir findet. Ebenso gut könnte er mit einem biologischen Roboter zusammen sein! Ich schwöre dir, der Erste, der vorbeikommt und mir was Verrücktes vorschlägt, ist mein Mann!« (Agnès)

»Letzten Samstag wollte ich ein bisschen in den Ramschläden an der Rue de Courcelles herumstöbern. Es war für mich völlig außer Frage, vor der Glotze abzuhängen! Er schlurfte hinter mir her ..., war müde, sagte, sein Rücken täte ihm weh[1]. Alles musste herhalten: sein verrenktes Kreuzbein, sein verspannter Nacken, das Problem mit der Blase, die Luftverschmutzung ... Ich kann dir sagen! Der Tag war für mich gelaufen. Der Kerl kann sich für nichts begeistern, jedenfalls für nichts, was mir gefällt! Und weißt du, was das Beste war? Kaum sind

1 Der »Held« unserer Geschichte ist Radiologe und neigt insofern dazu, alles zu dramatisieren. Da er sich seinen Beruf sehr zu Herzen nimmt, ist er ein ziemlicher Hypochonder, der aus einem winzigen Symptom eine schwere Krankheit macht.

wir wieder zu Hause, sagt er zu mir, bei solchem Wetter hätten wir lieber aufs Land fahren sollen. Aufs Land! Seit Monaten träume ich davon. Ich habe nicht einmal gewagt, ihn darum zu bitten – sein Heuschnupfen! Glaubst du nicht, er hält mich einfach zum Narren?« (Nathalie[1])

»Die Kerle von heute sind echte Weicheier! Sie wissen nicht, was sie wollen, beziehungsweise wollen immer das Eine und gleichzeitig das genaue Gegenteil. Resultat: Man bleibt stehen, tut nichts, und sieht zu, wie der Zug abfährt. Alles habe ich versucht, das kannst du mir glauben! Da kann man schreien, ihnen alles Mögliche an den Kopf werfen, sie stecken's einfach ein. Ganz schön frustrierend …« (Gabriella[2])

»Sie sind dermaßen passiv, dass man anfängt, an ihrer Männlichkeit zu zweifeln … Sogar im Bett bin ich diejenige, die das Sagen hat! Ich müsste nicht mal Migräne vortäuschen! Er könnte mich ruhig mal mit Gewalt nehmen, an ungewöhnlichen Orten … Beispielsweise im Flugzeugklo oder im Liegewagen, ganz klassisch, mehr verlange ich ja gar nicht. Schon im Holzschuppen wär's mir recht! Aber nichts da! Sogar meine Geburtstags-Überraschungsfete[3] muss ich selbst organisieren!

1 »Nein, nein, keinesfalls dich, meine Liebe!«
2 »Ja, ja, meine Liebe, das klingt ganz nach dir.«
3 Sie haben vielleicht schon bemerkt, dass in diesem Buch sehr oft von Geburtstagen die Rede ist. Ich kann dem verehrten Leser gar nicht genug ans Herz legen, den ihrer Freundin mit Rotstift schon drei Wochen vorher im Kalender zu markieren!

Ich glaube, ich werde sie in diesem Jahr einen Monat vorziehen, um wenigstens ein bisschen Überraschung reinzubringen ...« (Valérie)

»Muffel sind sie, richtige Stiesel! Bequem rumsitzen und futtern, mehr können sie nicht! Von wegen mal ein bisschen witzig oder eine kleine Überraschung ... Sie sind völlig unfähig, sich am Moment zu erfreuen ...« (Margot)

»Ich sag dir, von wenigen Momenten abgesehen, ist man besser dran unter Frauen. Wenigstens Spaß hat man dann!« (Salomé)

Wie Sie sehen, kommt die Abdankung des Macho nicht sonderlich gut an. Die mangelnde Entscheidungsfreude erzeugt schnell ein Desinteresse, das sich in kürzester Zeit auf Ihr Verhältnis niederschlägt. Eine Frau wendet sich natürlich eher einem Mann zu, der ihr kaum Zeit lässt, Luft zu holen, als einem stillen Väterchen, das sie an der Nase herumführen kann. Frauen wollen verblüfft werden und ihren beschleunigten Herzschlag nicht auf das Erklimmen einer steilen Treppe zurückführen müssen ...

Siebte Sünde: Gleichgültigkeit

Die Ohren verschließen und nicht mit anhören wollen, was die Frau Ihnen vorzuwerfen hat. Dies ist der letzte und zweifellos wichtigste Fehler, den es zu vermeiden gilt. Wenn Sie sich erst so viel Mühe gegeben haben, sie zu verführen, wäre es doch blöd, sie aus Unachtsamkeit wieder zu verlieren. Ich kenne eine Reihe Männer, die sitzengelassen wurden, weil sie die Warnungen ihrer besseren Hälfte nicht ernst genommen hatten ...

Aufmerksamkeit

Frauen sind geduldig, wenn sie sich dies vorgenommen haben! Doch wenn sie nicht mehr wollen, sind sie von einem Moment zum andern auf und davon! Da hilft dann nichts mehr, weder die Kinder noch all die gemeinsamen Jahre. Ihre Geduld kann jederzeit ein Ende haben, nach drei Tagen, drei Monaten, drei Jahren ... Die Zeit spielt keine Rolle, und wenn die Entscheidung einmal gefallen ist, kann sie nichts mehr aufhalten.
Auch in dieser Hinsicht sind sie das genaue Gegenteil von Ihnen. Ihnen fällt es leicht, der Mann mehrerer Frauen zu sein, Sie betrachten alles Widersprüchliche mit einem stillen Lächeln, spielen mit dem Feuer in der vollen Überzeugung, dass alles unabänderlich in Ihren Händen liegt ... Nicht so die Frauen!

Ein Mann verlässt eine Frau immer wegen einer anderen Frau, schlüpft quasi von einem warmen Nest ins nächste, um sich bekochen und verwöhnen zu lassen. Eine Frau verlässt einen Mann (fast immer) seinetwegen ... Und das will ihm einfach nicht in den Kopf. Dabei sind die Frauen keineswegs heimtückisch und versuchen alles Mögliche, ehe sie gehen – im Gegensatz zu Ihnen, der Sie sie (ohne einen Penny) von heute auf morgen wegen einer anderen sitzen lassen können ...

Also ein für alle Mal: Nehmen Sie die Frauen ernst, denn sie spaßen nicht, wenn es um Liebe geht (im Bett ist das natürlich eine andere Geschichte, aber auch da sind es wieder die Frauen, die beides besser voneinander trennen können ...) Dazu meint Deborah[1]: »Warum sich Sorgen machen, Darling? Recht hat immer die, die letzten Endes Hand bei ihm anlegt ...«

Natürlich könnte man noch vieles andere anführen, das es zu vermeiden gilt. Aber wir wollen optimistisch vorangehen und lieber mal sehen, was zu tun ist, um das Glück auf seine Seite zu ziehen. Mit ein wenig Geschicklichkeit können Ihre Todsünden also durchaus zu einem sündigen Rausch der Sinne werden ...

1 Deborah ist Amerikanerin, was vielleicht erklärt, warum sie die Dinge so treffend auf den Punkt zu bringen vermag.

5
Schlüssel zum Paradies

Endlich kommen wir zu den wesentlichen Dingen! Schluss mit den Vorhaltungen! Genau das denken Sie jetzt, oder? Sie brauchen es nicht zu leugnen. Dabei haben Sie, ohne es zu wissen, schon das Wesentliche erfahren: Um eine Frau zu verführen, muss man sie vor allem spüren lassen, dass man sie als ein Wesen ansieht, das man sich verdienen muss, und dass einem dies durchaus bewusst ist und man alles daransetzt, ihr zu beweisen, dass man ein glücklicher Auserwählter ist …

Es gibt nur ein Geheimnis (bis in alle Ewigkeit): Behandeln Sie Frauen wie Märchenprinzessinnen. Das haben früher ziemlich viele Männer getan, heute tut dies so gut wie niemand mehr. Ergreifen Sie Ihre Chance, die Frauen werden freudig überrascht sein, und Sie können entscheidende Punkte sammeln. Keine Frau auf der Welt sieht sich gern als »Aufriss«!

Auch hier ist die Dauer von Bedeutung, und wenn es sich bei ihr nur um eine vorübergehende Lust handelt, so will sie darüber selbst entscheiden, ohne von Ihnen gedrängt zu werden. Vergessen Sie also nie, dass die Dame an Ihrer Seite einzigartig und außergewöhnlich ist, und sei es nur für eine Stunde. Im Übrigen besteht die Möglichkeit, dass genau dies der Wahrheit entspricht, solange Sie die Dame in dem Glauben lassen.

Das klingt ja alles sehr nett, aber im Grunde genommen sind Sie weiterhin davon überzeugt, dass Ihre körperlichen Vor- und Nachteile entscheidend sind? Da sind Sie vielfach auf dem Holzweg. Sie argumentieren in typisch männlicher Art ... was nichts Gutes verheißt! Ein wirklicher Verführer ist immer imstande, traditionelle männliche Schemata zu vergessen, um seine Partnerin besser zu verstehen. Das erste Eindringen, das Entscheidende, ist vor allem psychologischer Art. Die größten Charmeure hatten oft keine körperlichen Vorzüge, ganz im Gegenteil. Natürlich will ich nicht abstreiten, dass Frauen für Schönheit empfänglich sind und so mancher schöne Mann in der Damenwelt eine anormale Hormonausschüttung auslösen kann. Aber daraus zu schließen, dass die Frauen sich allein an körperlichen Kriterien ausrichten, ist falsch und etwas übereilt, wahrscheinlich auch um eine Überprüfung Ihres Bewusstseins zu umgehen und an liebgewonnenen Vorstellungen festzuhalten.

Ich verlange ja gar nicht, dass Sie alle kleinen Eitelkeiten ablegen sollen. Aber man sollte schon einen Satz von Charles Maurice de Talleyrand-Périgord, genannt der hinkende Teufel[1], zur Kenntnis nehmen: »Schönheit erwirbt man in vierzehn Tagen!« Vierzehn Tage erscheinen Ihnen unendlich lange? Vergessen Sie nicht, dass der ehrwürdige Talleyrand diesen Satz zu Beginn des 19. Jahrhunderts

1 Talleyrand hatte einen Klumpfuß von einem Sturz in seiner Kindheit her. Er war der größte Verführer seiner Zeit und lebte zuletzt mit der vierzig Jahre jüngeren reizenden Herzogin Dino zusammen.

von sich gab, und die Wirklichkeit von Raum und Zeit hat sich seitdem rasant verändert: Vierzehn Tage damals entsprechen heute ungefähr einer Viertelstunde ... das ist doch akzeptabel, oder?

Dazu wollen wir noch klarstellen, dass man in unserer angeblich so liberalen Gesellschaft immer noch Folgendes zu denken pflegt:

- **Ein alter Knacker kann sich immer noch mal ein junges Ding zu Gemüte führen, während im umgekehrten Fall ... und**
- **Falten machen Männer männlicher und schöner.**

Entschuldigen Sie bitte ..., aber natürlich spielt die Zeit für Sie, abgesehen von der einen oder anderen (möglichen) Ungelegenheit. So ist es auch nie zu spät, gute Manieren zu beweisen; fangen Sie also gleich damit an. Manchmal gibt es im Leben doch eine Gerechtigkeit ... Sie sind nicht der einzige Mann, der von diesem kulturellen Schutz profitiert, der Ihnen erlaubt, ein potentieller Verführer zu bleiben. An Rivalen fehlt es Ihnen nicht, also sehen Sie zu, dass Sie dieses »gewisse Etwas« erwerben, das Sie von anderen unterscheidet und Ihr potentielles Opfer aufwühlt und verwirrt. Ihr Triumph liegt durchaus in Reichweite ...

Aufmerksames und wohlerzogenes Benehmen ist mehr als je zuvor die entscheidende Waffe. Auch wenn die Dame, die Sie ins Auge gefasst haben, Springerstiefel und Overall trägt, ist sie dafür nicht minder empfänglich. Sogar im Gegenteil: Sie wird ihre gewohnte Orientierung verlieren und nicht im Mindesten verstehen, was ihr da widerfährt – damit ist die Partie schon halb gewonnen! Es wird Sie erstaunen, aber die Frauen, die am stärksten und entschlossensten auftreten (was sehr in Mode ist), sind oftmals die Empfindsamsten. Divas in Pumps sind da schwieriger. Sie haben ihre kleine Welt meistens gut im Griff, und es ist viel schwieriger, bei ihnen einen Ansatzpunkt zu finden ...

Gute Manieren sind nicht nur ein simpler, bürgerlicher Erziehungskodex, sondern ein Kommunikationsmodus, der weit über artige Worte hinausgeht, ein greifbarer Respekterweis gegenüber Ihrer Partnerin. Es sind die »Nichtigkeiten«, die alles ändern. Sie lassen eine Alchimie entstehen, die das Bewusste und das Unbewusste kennzeichnet. Das gilt für Menschen ebenso wie für Kulturkreise. Krieg und Aggressionen führen nie zu etwas Gutem, während Dialog, Aufmerksamkeit und kleine Geschenke Wunder bewirken ...

Mit ein wenig Übung werden Sie in dieser neuen Art des Miteinanders auch einen Quell der Erotik entdecken, der Sie immer wieder in Erstaunen versetzen wird – keine schlechten Aussichten ... Jeder Mann, der seine Erfahrungen mit diesem Kodex gemacht hat, weiß ihn zu schätzen. Denn schließlich und endlich ist die Liebe auch ein Spiel, und wenn man dessen Regeln nicht beherrscht, bringt man sich um viel Vergnüg(ung)en. Das schönste Ziel dabei ist, die Regeln der Kunst virtuos zu beherrschen: Die größten Spieler sind diejenigen, die es verstehen, die Spannung zu erhöhen, nicht die Rindviecher, die nach dem Ball treten ... Wo wollen Sie stehen?

Nachdem jetzt der allgemeine Rahmen gesteckt ist, die zu Grunde liegende Philosophie, die Sie immer im Hinterkopf haben sollten, untersuchen wir nun die Dinge an Ort und Stelle.

Zwecks größerer Klarheit und Übersichtlichkeit habe ich mich für den chronologischen Parcours entschieden, und ich kann nur hoffen, dass Ihnen, wenn Sie ihn begehen, durch meine Ratschläge allzu große Verrenkungen erspart bleiben. Es steht Ihnen frei, das Beste davon herauszupicken, gewisse Regeln anzuwenden und als eine Art Kompass zu nutzen, um fröhlich über die Meere der Sinnlichkeit zu schweifen ...

Wir stellen unsere Überlegungen in folgender Ordnung an[1]:

- **die Begegnung,**
- **das erste Rendezvous,**
- **das erste Mal (oder die Höflichkeit des Orgasmus),**
- **das «Pardon, meine Damen«,**
- **das erste gemeinsame Erwachen,**
- **das erste Wochenende**

und präsentieren in einem weiteren Kapitel alle möglichen Ratschläge für diverse unerwartete (oder vorhersehbare) Situationen, denen Sie sich stellen müssen

1 Entschuldigen Sie meinen etwas didaktischen Ton, aber ich gehe die Dinge gern von der Basis an.

Die Begegnung

Zunächst auch hier ein paar grundsätzliche Dinge.

Regel Nummer 1:
Wo immer Sie Ihre Herzdame kennen lernen – in der Disco, im Café, in der Warteschlange vorm Kino, im Büro oder an der roten Ampel – gilt es, zwei größere Klippen zu umschiffen, die eine ernsthafte Gefahr sein können: zu große Selbstsicherheit oder zu große Schüchternheit.

❖ zu große Selbstsicherheit:

»Er sah mich an wie ein Macker, der sich einen neuen BMW kaufen könnte und dazu herablässt, einen Blick auf einen gebrauchten Renault zu werfen! Von Anfang an mochte ich ihn nicht … Alles an ihm roch nach Aufreißer … sogar sein Minze-Cologne …«
(Claude)

»Er war echt einer von diesen ›alles dreht sich nach meiner Pfeife‹-Typen. Na, jedenfalls pfeift er noch immer …«
(Gigi)

»Ich glaub's nicht! Sieh dir bloß das Gerät da drüben an! Na da, vor der BlueBar! Was für ein Prachtexemplar! Die Brusthaare ringeln sich aus dem offenen Hemd, Fliegerbrille und gemietetes Cabrio, die Autoschlüssel in der Hand, was immerhin schon seit 1950 passé ist … Das mag ja noch in einigen Ostländern ziehen, aber doch nicht hier in Cannes auf der Promenade ...« (Coco)

»All die Kerle, die von sich überzeugt sind, dass der König der Löwen neben ihnen verblasst, kannst du mir schenken!« (Amélie)

Sie haben schon begriffen, Gockel aller Art sind nicht sonderlich beliebt; bestenfalls sorgen sie noch in dem einen oder anderen sommerlichen Badeort für Erheiterung, aber zumeist auf eigene Kosten. Frauen hassen solche Machos, und wenn sie sich mal in einen verlieben, dann in einem für sie völlig unerwarteten Moment[1]. Sie haben übrigens ganz Recht: Jeder triumphierende Narziss, jeder prahlerische Gewinnertyp verbirgt oft eine feminine Seite, deren Lächerlichkeit von Frauen sofort wahrgenommen wird.

Unbeholfene Männer kommen generell erst einmal besser an, weil man sie charmant finden kann, aber man hat auch schnell wieder genug von ihnen. Wenn es dem Schüchternen nicht in den ersten Momenten gelingt, bei der Frau Jagdfieber oder Mutterinstinkt zu erwecken, kommt die weibliche Verachtung zum Vorschein ...

❖ zu große Schüchternheit

»Er ist zwar süß, aber wenn man am Ende alles selbst machen muss ...« (Hélène)

1 Siehe »unerwartete Situationen«.

»Ich mag zurückhaltende Männer gern, aber bei ihm wusste ich nicht mal, ob ich ihm gefiel ... Seine Schwester war's, die es mir gesagt hat ... Ebenso gut hätte er auch gleich seine Mutter schicken können! Dabei wirkt er gar nicht wie ein Idiot!« (Laura)

»Dieser Trottel! Ich weiß genau, dass er auf mich steht. Aber sobald ich auftauche, verdrückt er sich absichtlich in die hinterste Ecke des Raums. So kommen wir nie zusammen, beim besten Willen nicht!« (Alix)

Um die Partie nicht von Anfang an zu vermasseln, gilt es, das richtige Mittelmaß zu finden. Nicht zu viel, nicht zu wenig ... Tun Sie in diesem ganz frühen Stadium so, als gäbe es keinen sexuellen Einsatz – bis Sie sich Ihrer ganz sicher sind. Hören Sie auf, von einem Bein aufs andere zu treten, vergessen Sie das Gestotter Ihrer Kindheit und seien Sie ganz Sie selbst (an Ihren guten Tagen) ..., denn das wollen Sie ja an die Frau bringen, und außerdem können Sie das am besten ...

Eine Ausnahme gibt es jedoch, einen Fall, bei dem sich etwas Überschwang auszahlen kann: Wenn Ihnen die Zeit fehlt und die Dame zu verschwinden droht, lassen Sie sich etwas einfallen, ganz egal, was, um sie zum Lachen zu bringen oder ihre Aufmerksamkeit zu erregen ... Zeigen Sie ihr vor allem, dass Sie sich nicht allzu wichtig nehmen ... Nur Mut, die Dringlichkeit der Stunde ist immer eine gute Ratgeberin:

»Er hat mir Blumen geschenkt, genau wie in der Werbung ... Ich dachte erst, er sei verrückt ...« (Anna)

»Er ging weiter, ohne den Blick von mir abzuwenden, und prallte prompt gegen eine Straßenlampe ...« (Florence)

»Er hat mein Auto voll gerammt ... von hinten ... Nicht schlecht für eine erste Kontaktaufnahme!« (Élodie)

»Da hat mir doch tatsächlich auf offener Straße ein Kerl eine Liebeserklärung gemacht ... Ich wusste gar nicht mehr, wo mir der Kopf stand ... Blöd wie ich war, habe ich ihm meine Telefonnummer gegeben. Kannst du dir das vorstellen? Glaubst du, er ruft mich an? Und was mache ich dann?« (Valérie)

Regel Nummer 2:
Ahmen Sie niemanden nach. Aufrichtigkeit ist Ihr bester Verbündeter ...

»Ich bekam volles Programm: Tarzan, James Bond, Hulk und Pinocchio ... Als wir ins Bett gingen, war Bugs Bunny dran ... ein echter Rammler!« (Isabelle)

»Wahrscheinlich umschmeichelt er alle Frauen so, die ihm gefallen. Also da gehe ich lieber mit einem vielseitig talentierten Schauspieler aus, da amüsier ich mich besser!« (Élise)

Regel Nummer 3:
Wenden Sie sich vor allem Ihrem Kopf zu. Der Körper spricht für sich selbst, und ausholende Gesten wie in Stummfilmen sind überflüssig. Wenn Sie flirten, tun Sie dies in aller Besonnenheit, die Dame wird schon verstehen ... Stürzen Sie sich nicht auf sie wie ein beutegeiler Jäger, das macht keinen guten Eindruck. Es gibt tausend kleine (und diskrete) Gesten, um einander abzuklopfen.

❖ **Geben Sie ihr Feuer – ohne dabei gleich ihre Hand zu streifen.**

»Was? Schon nach fünf Minuten? Der Kerl trägt bestimmt Tennissocken!« (Amélie)

»Nach zwei Zügen habe ich sie wieder ausgedrückt, ich hatte das Gefühl, an etwas ganz anderem zu nuckeln ...« (Karine)

❖ **Leihen Sie ihr Ihren Stift, ohne zuvor daran zu knabbern.**

»Währenddessen bekam ich nur noch Lust auf die Dessertkarte ...« (Coco)

❖ **Seien Sie ganz allgemein vorsichtig mit phallischen Gegenständen – Sie könnten dadurch aus dem Rennen sein, ohne es zu bemerken ...**

»Während er mit mir sprach, rieb er ständig seine Colaflasche ... direkter ging's nimmer!« (Bénédicte)

❖ **Sehen Sie ihr direkt in die Augen – und zwar ohne ihr verschwörerisch zuzuzwinkern. Glauben Sie mir, das kann erotischer sei, als alles andere …**

»Es ging durch bis ins Mark! Ausgezogen hat er mich bis auf die Knochen! Und völlig anständig dabei, leider!« (Pauline)

❖ **Ziehen Sie Ihre Jacke aus oder Ihren Mantel, um die Dame Ihres Herzens vor Regen oder anderem Unwetter zu schützen (Sie werden schon etwas finden … je origineller, desto besser).**

❖ **Treten Sie einen Schritt zurück, und lassen Sie ihr den Vortritt. Öffnen Sie ihr die Wagentür, jede Tür …**

Zögern Sie nicht, das eine oder andere Kompliment anzubringen: dass Sie sich fürchterlich langweilten, bis sie kam, dass Sie lange niemanden mit solch treffenden Ansichten getroffen haben, dass ihre Aura wahnsinnig positiv ist etc.

Regel Nummer 4:
Versuchen Sie nicht, sich selbst, sondern die Dame ins rechte Licht zu rücken – so kommen Sie am schnellsten voran. Die größten Verführer haben zu den Frauen nicht gesprochen, sondern ihnen zugehört, sie über sich reden lassen …

»Er fing an, von mir zu reden, da habe ich ihm zwei Stunden lang von mir erzählt … Ich kann nur sagen, er ist wunderbar!« (Lucie)

»Es war ein tolles Gespräch!«
»Was hat er gesagt?«
»Weiß ich nicht mehr ...«
(Laura und Lucienne)

»Endlich mal ein geistreicher Mann! Ich kam mir so ... intelligent vor ...« (Renate)

Regel Nummer 5:
Wenn Sie den Fisch an der Angel haben, lassen Sie ihn ruhig ein wenig zappeln ... Aber nur ein wenig, sonst hält man Sie für einen Flegel! Nur so viel, dass sie sich fragt, wo Sie eigentlich geblieben sind ... Natürlich werden jetzt alle Frauen empört aufschreien, aber es ist wahr: Wenn Sie eine Frau, die davon überzeugt ist, dass Sie ihr den Hof machen, verunsichern, stellt sich bei ihr Folgendes ein:

❖ **unterdrückter Ärger**

»Erst stellt er mir nach wie ein Blöder, dann ist plötzlich Sense ... Na, der soll noch mal kommen ...«

❖ **Unruhe in Bezug auf die eigene Verführkunst**

»Hier gibt's ja echt nur tolle Weiber. Ich hätte ein anderes Kleid anziehen sollen. Da treffe ich schon mal einen akzeptablen Kerl, und schon ...«

❖ **der dringliche Wunsch, Ihnen das Herz nach allen Regeln der Kunst zu brechen**

Lassen Sie die Dame wissen, dass sie Ihnen gefällt, aber streuen Sie auch ein paar Zweifel, wecken Sie ihr Interesse, ohne sich ganz zu verausgaben, und spielen Sie ein bisschen Wer-andern-eine-Grube-gräbt-fällt-selbst-hinein … Ein typischer Fall: Anruf von Laura um vier Uhr morgens vom Filmfestival in Cannes:

Ich weiß, ich wecke dich auf, Lucienne, aber ich sitze auf glühenden Kohlen. Verzeihst du mir?

Hmmm …

Eigentlich wollte ich dich gar nicht anrufen, das schwöre ich! Ich habe eine halbe Lexomil genommen, und seit einer Stunde wälze ich mich im Bett von einer Seite auf die andere und kriege kein Auge zu …

Hmmm …

Ich habe einen Typ kennen gelernt …

Hmmm …

Mehr fällt dir nicht ein?

Wunderbar, Schätzchen, schön für dich!

Warte, warte, bislang habe ich noch keinen Ball im Netz.

Er hat doch mit dir geflirtet, oder?

Ja, ich glaube schon, zumindest am Anfang. Ich habe schon gespürt, dass da was war …

Das glaube ich dir aufs Wort …

Hör auf, ich meine es ernst!

Es ist vier Uhr morgens, ich will's nur ein bisschen kürzer fassen …

Ich weiß nicht mehr, wo mir der Kopf steht, verstehst du? Anfangs hatte ich nicht den geringsten Zweifel, doch dann, von einem Moment zum anderen – absolut nichts mehr! Jedenfalls bis zum Ende des Abends, als er mich noch zur Tür brachte – vielleicht nur aus Höflichkeit …

Nicht doch … [gähn]

Meinst du? Du bist immerhin ein Kerl, du musst es schließlich wissen!

Wo genau liegt dein Problem?

Ich weiß nicht, ob ich ihm gefalle!

Und du? Gefällt er dir denn?

Ja … Ja, doch schon … Anfangs war ich mir nicht so sicher, aber irgendwie geht er mir nicht mehr aus dem Kopf!

Hast du ihm gesagt, in welchem Hotel du abgestiegen bist?

Ja, ja …

Na, dann warte doch, ob er sich zeigt …

Ich wusste es! Nicht mal mehr auf dich ist Verlass!

Wie bitte?

Ihr Männer seid wirklich alle gleich! Erst wird gebaggert, was das Zeug hält, und wenn man dann Feuer gefangen hat, wird einen Gang heruntergeschaltet, und alles hat sich nach eurer Nase auszurichten!«

Sie haben schon verstanden: Dem charmanten Unbekannten gelang es, Lauras Herz zu entflammen! Und das nur, weil er die Saiten meiner hübschen Freundin zum Klingen brachte und seine eigene Hitze zu dämpfen wusste. Denn er ist intelligent und stürzt sich nicht sofort auf die Frauen, sondern öffnet das Portal ihrer Lüste, ihrer heimlichen Begierden … Daraufhin sind sie selbst es, die das Feuer nähren, das er in ihnen zu schüren wusste. Und glauben

Sie mir, mit einer solchen Taktik werden Sie vom Resultat überrascht sein, denn das Gespür und die Fantasie der Frauen sind grenzenlos. Wenn Ihnen das gelingt, sind Sie ein wahrer Glückspilz, denn alles, was Sie danach sagen oder tun, trägt ungeahnte Früchte ...

Ein paar ungehaltene Reaktionen

Du willst du doch nicht im Ernst das alles schreiben? (Julia)

Das stimmt zwar, aber sollen sie doch selbst daraufkommen! (Charlotte)

Also, wirklich ... Du gehst echt zu weit! Und wir Frauen kriegen's dann wieder faustdick zurück! (Laetitia)

Also, so läuft das bei mir nicht! Überhaupt nicht! Mit Frank? Das ist was ganz anderes, ein Ausnahmefall! (Fabienne)

Ich wusste gar nicht, wie zynisch du bist – gar nichts mehr erzähl ich dir! ... Bist du heute Abend zu Hause? Ich muss unbedingt mit dir reden! (Aude)

Kannst du dir das vorstellen? Er hat alles benutzt, was ich ihm erzählt habe! Also, sein Buch kann er mir auf einem roten Samtkissen anbieten ... Kaufen werde ich's jedenfalls nicht! (Laura zu Nathalie)

Die intelligenteren Kerle werden schon kapieren, aber was ist mit den Idioten? Und von denen gibt's jede Menge! (Coco)

Mir ist's jedenfalls völlig schnuppe! Soll er doch erzählen, was er will, ich werde sowieso immer ausgenutzt … (Arlette)

Ich musste dauernd lachen! Nur zwei, drei Kleinigkeiten, na, ein paar blöde Sätze, die könntest du ruhig rausnehmen … Nein, natürlich habe nicht *ich* die gesagt! (Alice)

Wenn du meinen Namen erwähnst, erzähle ich das Besnehard[1], und du wirst sehen, sogar du hast dann ein Problem am Hals! (Laura)

Du hast über Laura gesprochen?! Sie wird außer sich sein! Geschieht ihr ganz recht, der blöden Ziege! Ach so, du hast ihren Namen geändert, auf Dominiques Bitte hin. Schade! Na, die Kolleginnen werden sie schon erkennen … [beunruhigt] Und über mich? Was hast du da gesagt? (Gabrielle)

Eins kann ich dir sagen: Christophe haut dir was aufs Maul! Zumal er Schwule nicht ausstehen kann! (Gigi)

1 ein bekannter Agent

Na, die Kerle werden das bestimmt nicht lesen! Wir sind wieder diejenigen, die es ihnen schenken müssen! (Jane)

In der Druckerei wird es hinterlegt? Denn ich hätte noch das eine oder andere hinzuzufügen! (Claire)

Leg dir ein Pseudonym zu, Schätzchen, du wirst sonst die Schwuchtel vom Dienst! Na ja, wenn es das Einzige wäre, wozu du imstande bist. Ich persönlich mag deine Romane lieber … (Mama)

Das gefällt mir überhaupt nicht … Es ist völlig an den Haaren herbeigezogen! (Caroline)

Ab jetzt werde ich mich doppelt in Acht nehmen! (Irene)

Das erste Rendezvous

Das erste Rendezvous wird wohl aller Wahrscheinlichkeit nach im Restaurant stattfinden. Ich verweise Sie auf die vorausgegangenen Kapitel, um Sie daran zu erinnern, wie Sie sich zu benehmen haben, beziehungsweise, *wie Sie sich nicht benehmen sollten …*

Darüber hinaus sollte man wissen,

❖ **dass ein Mann immer zuerst ein öffentliches Lokal betritt – im Gegensatz zu allem, was landläufig angenom-**

men wird … Dies ist – abgesehen von der Treppe – der einzige Ort, an dem der Mann vorausgehen muss[1]. Denn es gibt in der Tat nichts Unangenehmeres, als die Blicke der anderen als Erste ertragen zu müssen – und hier ist dann der Mann gefragt.

❖ dass Sie auf jeden Fall vermeiden sollten, sich den Bauch voll zu schlagen, denn es ist viel klüger, *sich noch ein wenig Appetit für hinterher aufzubewahren* … (und meiden Sie Schnecken und andere Gerichte voller Knoblauch, denn man stößt ihn nicht nur auf, sondern schwitzt ihn aus jeder Pore!)

»Als ich sah, wie er aß, fürchtete ich um meinen zarten Körper … Aber da hatte ich mich getäuscht: Beim Nachtisch döste er nur noch vor sich hin!« (Ariane)

❖ Da sie bereitwillig zum Rendezvous kommt, können und müssen Sie sich jetzt unternehmungslustig zeigen, ohne jedoch alles im Eiltempo zu erledigen und ihr das Gefühl zu geben, sie müsse sich für die Einladung irgendwie revanchieren.

»Er hat eine Karaffe vom Hauswein genommen – Gott sei Dank! Hätte er einen Grand Cru bestellt, hätte ich mich bestimmt auf der Stelle nackt ausziehen müssen …« (Désirée)

1 Ich verweise auf die ausgezeichneten Bücher von Nadine de Rothschild … Wie gerne hätte ich die Dame zur Freundin!

»An seinem breiten Grinsen konnte ich sehen, dass ich früher oder später die Rechnung vorgelegt bekommen würde …« (Aliénor)

- Seien Sie großzügig bis zum Ende und wählen Sie nicht automatisch die billigsten Gerichte … Es handelt sich hier um ein Rendezvous und nicht um eine Versammlung der Weight Watchers. Übrigens bemerkte schon Oscar Wilde ganz richtig, dass »es die Gerichte zu einsfünfzig sind, die dick machen«. Heute Abend steht Hummer auf der Karte!
- Entscheidend ist auch, dass Sie einen Rahmen wählen, der Ihrer Begleiterin einen Vorgeschmack darauf gibt, wie sie künftig von Ihnen behandelt wird – und *reservieren Sie vorher einen Tisch!*

»Lucienne, es war grausig! Wir sind durch ganz Paris geirrt … Überall war's voll! Zuletzt lief mir schon das Wasser im Munde zusammen, wenn wir an einem McDonald's vorbeikamen! Schließlich endeten wir in einer Brasserie, wo man sein eigenes Wort nicht verstand!« (Marianne)

Das erste Mal
(oder die Höflichkeit des Orgasmus)

Uff, endlich ist's so weit. Alles ist gut verlaufen, und wir räkeln uns nackt im Bett. Jetzt ist der Zeitpunkt gekommen, wo Sie die entsprechende Belohnung für all Ihre Anstrengungen erhalten …

Stopp! Alles zurück!! Sie glauben, Sie seien am Ziel angelangt, dabei fängt jetzt erst alles an … Wenn es Ihnen natürlich nur darum geht, eine kleine Nummer zu schieben, na los, nur zu! Wenn Sie sich aber dafür entschieden haben, die Dame wiederzusehen, dürfen Sie eines auf keinen Fall vergessen: *Der Orgasmus einer Frau misst sich am guten Vorspiel.*

Sie halten dies oftmals für eine ärgerliche Zeitverschwendung, eine obligatorische Pflicht (dabei hat man's Ihnen schon oft genug gesagt). Kontrollieren Sie Ihre Adrenalinschübe (es ist doch Adrenalin, oder?), um spielerischer damit umgehen zu können, das Vergnügen wesentlich zu steigern und zu *teilen*. Frauen haben die Schwäche, den ersten Momenten eine riesige Bedeutung beizumessen (sowohl aus physischen, als auch aus psychologischen Gründen), und es wäre wirklich schade, den ganzen Erfolg, der Sie so weit gebracht hat, wieder zunichte zu machen, nur weil Sie diese entscheidende Vorbereitung übergehen. Also, bitte etwas Geduld! Wie bei allen guten Speisen, gilt es, die einzelnen Zutaten fein auf einander abzustimmen, in diesem Fall: *für die Wünsche des anderen ganz Ohr zu sein!* Das ist die einzige Regel, aber auch eine Grundregel, denn die Zeiten sind unwiderruflich vorbei, in denen sich die Frauen damit begnügten, so zu tun, als ob ... Im Zweifelsfall werden sie darauf zurückgreifen, um Sie nicht zu blamieren, aber im Hinterkopf bereiten sie sich dann schon auf den Nächsten vor, der des Weges kommt ...

Ein Tipp

Versuchen Sie nicht, Kraft und Männlichkeit zu beweisen. Mit Konfrontation richten Sie gar nichts aus. Vergessen Sie jede Kraftmeierei, wenn Sie die Frau wirklich erreichen wollen, denn allein der Gedanke daran führt nur zu Ärger. *Enjoy and relax* – genießen und entspannen Sie! Entspannen Sie sich vor allem, denn andernfalls könnte das Resultat genau dem entgegengesetzt sein, was Sie sich erhoffen:

»... dann warf er mich aufs Sofa, und ich sagte mir, ayayay, das wird das Fest meines Lebens! Es ging so hastig vor sich, dass meine Strumpfhose sozusagen als Kondom fungierte!« (Odile)

»Ganz einfach rein, raus, und ohne dass du weißt, wie, ist alles vorüber ... Einbrecher hätte der Kerl werden sollen, da hätte er seine Erfüllung gefunden!« (Corinne)

»Es nahm und nahm kein Ende ... Gekeuche ins Ohr, Pranke auf dem Bauch ... Gott sei Dank war der Fernseher noch an. Es lief ein Film in Originalversion mit Untertiteln. So konnte ich wenigstens mein Englisch ein bisschen auffrischen.« (Flore)

»Da wäre mir einer, der zu früh kommt echt lieber gewesen, denn so ...« (Marie-André)

»Ich glaube, er hat sich auf mich gestürzt, aber ganz sicher bin ich mir nicht!« (Olivia)

»Wir haben uns ganz, ganz kurz kennen gelernt!« (Chantal)

»Seine Augen waren größer als der Bauch. Er träumt vom Marathon und ist gerade mal gut genug für einen Hundertmeterlauf ... der Seniorenklasse!« (Cécile)

Mit anderen Worten, wenn Sie sich weigern, der Realität des weiblichen Orgasmus Rechnung zu tragen, beschränken Sie sich selbst. Wenn Sie sehr jung sind, wird sie das entschuldigen und vielleicht sogar entzückt und geschmeichelt sein, Ihnen als erste Frau beibringen zu dürfen, was kein Mann ignorieren sollte. Wenn Sie aber darüber hinaus sind (und das ist man schnell), finden Sie in den Augen der Frauen keine Gnade (es sei denn, Sie verfügen über andere außergewöhnliche Qualitäten). Oftmals wird man Ihre Unkenntnis in wenig schmeichelhafter Weise auf Ihre gesamte Persönlichkeit übertragen: Kasper, Angeber, Egoist ... *Wem es an Sinnenlust fehlt, der ist meist auch knickerig.*

Wenn Sie sich hingegen bis dahin recht erbärmlich geschlagen, diese springende Prüfung aber bestanden haben, kann Ihnen viel verziehen werden:

»Ich bin davon überzeugt, dass ein Typ, der so gut im Bett ist, im Grunde seines Herzens nicht wirklich schlecht sein kann ...« (Colombe)

»Weißt du, was mich bei ihm hält? Im Bett ist er so völlig anders, dass ich glaube, sein alltägliches Benehmen soll von einer tiefen inneren Verletzung ablenken. Er will verstecken, wie sensibel er ist, aber in bestimmten Momenten lässt es sich einfach nicht verleugnen ...« (Sabine)

»In seinen Armen werde ich zum Schneewittchen, geschändet von den sieben Zwergen ... Er kann mir auf die Füße treten, mich alles bezahlen lassen ... Ich bin ihm hörig!« (Anne-Laure)

»Dass er nicht schwul ist, das kann man wohl sagen! Ist es das, was dich so ankotzt? Aber klar, das ist es!« (Coco)

»Ich habe ihn ausprobiert. Kein Casting nötig, er kann alle Rollen spielen! Aber Vorsicht! Den hier verpfuschst du mir nicht!« (Coco zu einem Regisseur, dem sie ihr neuestes »Protégé« empfiehlt)

»Es ist immer wieder seltsam, wo die Gemeinsamkeiten verlaufen!« (Arlette)

Ja, eine Frau wird immer genügend mildernde Umstände für ihren Wohltäter finden ... Daher möchte ich es noch einmal ganz eindringlich betonen: Vergessen Sie nie, ihr allergrößtes Vergnügen zu bereiten – es wird sich reich bezahlt machen ...

Hier noch ein paar Kleinigkeiten, die (wirklich unbedingt!) zu vermeiden sind:

❖ **sich im entscheidenden Moment im Vornamen täuschen!**

»Er hat mich Fernande genannt!«
»Da hattest du noch Glück! Bei mir war's Roger!«
(Coco und Nathalie)

❖ **einen Pornofilm mitbringen, um in Fahrt zu geraten!**

❖ **den Wecker stellen, weil Sie um 23 Uhr gehen müssen.**

❖ **das Handy beantworten.**

»Ganze zehn Minuten ... ich schwörs, ich übertreibe nicht ... Dabei lag er immer noch auf mir drauf wie ein Saugnapf!« (Florence)

❖ **brüllen wie ein abgestochenes Schwein.**

»Ich kann dir sagen, man brauchte echt gute Nerven, um das als Begeisterung durchgehen zu lassen!« (Marielle)

- vor sich hin dösen.

  »Einen Gefallen mit der 35-Stunden-Woche haben sie uns nicht getan!« (Arlette)

- sich auf den Pornofilm konzentrieren, ohne die Partnerin anzusehen.

- alles abzubrechen, weil Sie vergessen haben, sich zu waschen. Die Absicht ist zwar durchaus lobenswert, aber ich habe so meine Zweifel, ob Ihre Partnerin in dem Moment dafür Verständnis hat ...

Wenn Sie all das (glücklich) überstanden haben, glauben Sie keineswegs, Sie könnten sich jetzt auf ihren Lorbeeren ausruhen ... Denn auch nach diesem ersten »Gipfeltreffen« können Sie Punkte sammeln oder sich ganz bös die Finger verbrennen.

Hier ein paar vermeidbare Fehler:

Wenn sie bei Ihnen ist, einen Vorwand finden, um sie schnell wieder vor die Tür zu setzen.

»Die alte Geschichte. Hat doch tatsächlich geglaubt, ich würde bleiben, so ganz ohne alles ...? Also wirklich! Ich sag dir, den Nächsten vernasch ich gleich im Treppenhaus, das erspart uns alle Peinlichkeiten!« (Barbara)

Wenn Sie bei ihr sind, einen Vorwand zu finden, um schnellstens wieder nach Hause zu fahren.

»Er muss früh raus, er muss früh raus! Und das fällt ihm erst ein, nachdem wir gevögelt haben?!« (Aline)

»Verduftet ist er wie ein Furz im Wind! Ich wollte zwar schon, dass er geht, aber auch nicht rüde sein. Na, du kennst mich ja, irgendwie bin ich immer die Dumme! Hätte er noch etwas gewartet, auch nur fünf Minuten, hätte ich ihn nach Hause geschickt, und zwar umgehend! Aber vielleicht ist es besser so, da muss ich mir nichts vorwerfen … Also wirklich, was für ein Idiot!« (Coco)

Und ganz unbedingt vermeiden:

- **fragen, ob sie zufrieden war … Es klingt wie eine Karikatur, ist aber verbreiteter als man denkt. Also sofort: Stopp! Jede weiß genau, was Sie hören wollen …**
- **einschlafen, obwohl sie noch Lust hat, und obendrein noch anfangen zu schnarchen.**

»Verstehst du, Schätzchen, mein Problem ist, ich kann nur schwer meine Ansprüche zum Ausdruck bringen … [verzweifelt] Sechs Jahre Analyse, um an diesen Punkt zu gelangen! Kaum gevögelt, gerade mal verführt!« (Marie-France)

»Was machst du um drei Uhr morgens? Zappst du dich auch durchs Tele-Shopping?« (Amélie)

»Das kann ich dir sagen, wenn sie den Ersten eingelegt haben, sollen sie den Motor bloß auf Touren bringen, denn ich bin keine von denen, die eine Pleuelstange heißlaufen lassen!« (Coco nach drei Bieren bei den Berliner Filmfestspielen)

❖ **Löcher in ihre amerikanische Bettwäsche brennen (die sie extra von Bed & Bath aus Los Angeles kommen lässt – sie kostet ein Vermögen!), nachdem ihr Lusterlebnis eher mittelmäßig ausgefallen war …**

»Also wirklich kaum zu glauben! Ein Set Satinbettwäsche für 300 Dollar! … Hätte ich das gewusst, hätte ich meine alten Baumwolllaken hervorgekramt … Was mache ich denn jetzt bloß?!« (Arlette)

❖ **als Erster unter die Dusche gehen.**

❖ **freundschaftlich ihre Schenkel betatschen und ihr dabei Fettabsaugen empfehlen, beziehungsweise ein paar Gymnastikstunden …**

»Am liebsten hätte ich ihm die Fresse zerschlagen! Aber du wärst stolz auf mich gewesen, Lucienne, ich habe es mit einem breiten Lächeln eingesteckt … [Pause] Aber sag mir mal ganz ehrlich: Stimmt es, dass ich einen dicken Arsch habe?!« (Christine)

»Also, für was halten sich die Macker bloß? Fast aus Barmherzigkeit habe ich mich auf ihn eingelassen, und das ist der Dank? ... Im Grunde genommen ist es meine jüdisch-christliche Erziehung, die mich umbringt!« (Monica)

»Und will er seine Haare auf dem Rücken zu Zöpfen flechten?« (Anita)

»Es gibt hier keine Reklamierungen, habe ich zu ihm gesagt und ihn vor die Tür gesetzt ... Manchmal könnte man wirklich ...!« (Ulrika)

»Daraufhin habe ich zu ihm gesagt: ›Fettabsaugen, Fettabsaugen ...? Wovon redest du überhaupt, du Notstandswichser?‹« (Coco, die ihre Geschichte zum x-ten Mal erzählt)

Vermeiden Sie auch Äußerungen wie: »Es ist schon komisch, dass sich der Körper meist besser hält als das Gesicht ...« oder »Ich will nicht sagen, dass du alt wirkst, aber solche Prachtklötze hätte ich nicht erwartet!« Ebenso wenig Takt beweist es, wenn Sie ihr einen Schönheitschirurgen empfehlen, der »ihr einen Rabatt einräumen wird«, weil er ein Bekannter von Ihnen ist.

»Du ahnst nicht, was er zu mir gesagt hat! Dass zwei Spiegeleier auf einem solchen Kleiderständer wirklich nicht mehr mit anzusehen seien!« (Anne-Marie)

- Es ist auch nicht angebracht, die Dame nach ihrem Gewicht zu fragen, um daraus eine Dreisatzrechnung zu fabrizieren! Oder noch schlimmer: das Gesicht entsetzt verziehen, weil die Zahlen über die der Lottozahlen hinausgehen …

- Zücken Sie nicht Ihren Terminkalender, um den Namen der Dame von der Liste der »Erledigungen« zu streichen.

- Wenn Sie die Fotos auf ihrem Nachtschrank betrachten, teilen Sie ihr bloß nicht mit, wie fotogen sie sei (denn in Wirklichkeit …?), und fragen Sie nicht mit Unschuldsmiene: »Von wann ist das hier?« (Von vor zehn Jahren, Idiot!)

- Plündern Sie nicht ungefragt ihren Kühlschrank, ohne sich darum zu kümmern, dass sie am nächsten Tag ihre Familie erwarten könnte (ein kleiner Imbiss nach dem Sex ist sehr gesund und völlig natürlich, eine Fressorgie hingegen weist eher darauf hin, dass Sie noch hungrig geblieben sind …).

»Einkäufe für hundert Euro – weg in fünf Minuten! Drei Hummer! Gott sei Dank habe ich nicht unter der Dusche getrödelt, er war schon an meinem Kartoffelsalat zugange! Meinen Käse und die Schokoladencreme konnte ich gerade noch in Sicherheit bringen …« (Sylvette)

»Sie fressen so wie sie vögeln! Du hast dich noch nicht ganz umgedreht, da haben sie schon alles in sich hineingestopft! Der Kerl ist eine ziemliche Gefahr, sogar für Tiefgekühltes!« (Danielle)

»Mir war's egal, war sowieso nichts mehr da! Am Abend zuvor hatte ich einen richtigen Heißhunger gehabt!« (Coco)

❖ **Setzen Sie die Dame nicht von Ihren Schuldgefühlen in Kenntnis, darüber, dass Sie Ihre »Rechtmäßige« betrogen haben ... eine so liebe Frau ... (ich garantiere Ihnen, in dem Fall darf nicht auf die sonstige weibliche Solidarität gesetzt werden!).**

»Jetzt reicht es nicht nur, sie flach zu legen, man muss auch noch den Psychoanalytiker markieren ... Seine Alte ist mir scheißegal! Er hat mir ein Foto von ihr gezeigt und fast angefangen zu flennen! Glaubst du das?« (Brigitte)

»Also das kann mir nicht so schnell passieren ... Ich habe begriffen! Ich lasse ihnen einfach keine Zeit zum Reden!« (Coco)

Um Pluspunkte zu sammeln, bieten sich Ihnen mehrere Möglichkeiten:

❖ *Zeigen Sie weiterhin Interesse für die Dame,* und sehen Sie sie nicht an wie einen ausgewrungenen alten Lappen ...

- *Gehen Sie auf vertraulichere Gespräche ein,* denn jetzt kennen Sie einander unter einem ganz anderem Aspekt.
- *Fragen Sie sie, ob sie lieber möchte, dass Sie bleiben oder gehen,* beziehungsweise, dass Sie es gern hätten, wenn sie bliebe ...
- *Tasten Sie sich vor,* um herauszufinden, ob sie Sie wiedersehen will. Ist dies der Fall, verabreden Sie sich mit ihr in harmloser Form und kurz darauf. Frauen begegnen einem Mann, der sie brutal mit in sein Leben zieht, ebenso misstrauisch wie einem Flegel, der sie links liegen lässt. Also noch einmal: Taktgefühl! Versuchen Sie herauszufinden, was die Dame am liebsten mit Ihnen täte, anstatt umgekehrt ...
- *Beweisen Sie Zärtlichkeit, bleiben Sie zuvorkommend* (sollten Sie ein Anhänger von Sado-Maso-Praktiken sein, erwägen Sie ruhig, die Dame wieder loszubinden ...).

Mit anderen Worten: Ihre Partnerin verlangt von Ihnen *mehr Respekt als zuvor* ... Frauen sind sehr sensibel in Bezug auf das Verhalten »danach«, denn meist ist erst dann ersichtlich, was ihr Partner wirklich von ihr hält ...

»Pardon, meine Damen«

Ich hoffe, meine Damen, ich habe Ihre Wünsche bisher so getreu wie möglich darlegen können, sodass Sie mir (hoffentlich) verzeihen werden, wenn ich zwei kleine weibliche Geheimnisse ausplaudere.

Meine Herren, da wir frei über Sex reden, sollten wir zwei ganz wesentliche Themen nicht außer Acht lassen:

- **Wie kann man wissen, ob sie Ihnen nicht nur etwas vorgespielt hat?** Ich weiß, diese Frage brennt Ihnen unter den Nägeln. Was Männer angeht, ist die Antwort deutlich sichtbar, während die Frauen das Glück haben, vortäuschen zu können. Die Ehrgeizigsten, besonders die größten Kurtisanen, haben da wahre schauspielerische Kunststücke geleistet. Böse Zungen behaupten, es sei gerade ihre Frigidität gewesen, die ihnen ermöglichte, gesellschaftlich so rasch aufzusteigen …

Eine kleine Anekdote geht so: Eine große Schauspielerin führte dem bekannten Schauspieler Louis Jouvet ihre Tochter vor und erklärte ihm verzweifelt: »Sieh sie dir an. Sie will unbedingt Schauspielerin werden … Aber wie soll sie auch nur ein Fünkchen Talent entwickeln: *Sie hat wirkliche Gefühle!*«

Wenn Sie sich also wirklich beunruhigt fragen, ob Ihre Partnerin wirklich zufrieden gestellt wurde und Ihnen nicht nur etwas vorgespielt hat, gibt es ein sehr einfaches Mittel, dies herauszufinden … Sind Sie bereit, dieser bangen Frage ins Auge zu sehen? Ja …?

Also: *Eine glückliche und verliebte Frau hat das Bedürfnis, den Mann auch nach dem Sex weiter zu berühren.* Es sind nicht so sehr feurige Küsse, die sie braucht, als vielmehr ein Streicheln über die Hand, den Rücken (natürlich auch über andere Körperstellen), und eine Umarmung. Wenn das der Fall ist, können Sie wirklich triumphieren …

Glauben Sie mir, kleine Küsschen auf den Hals und liebevolles Streicheln besagen mehr als jede Erklärung! Komisch, aber wahr: Augen, Haut und scheinbar unbedeutende Gesten lügen nie! Machen Sie also die Augen auf … und … seien Sie auf Liebkosungen gefasst!

❖ **Angst vor Versagen? Verziehen Sie jetzt nicht so das Gesicht! Ihr bestes Stück wird Sie nie im Stich lassen? Das sollte man nicht allzu vollmundig hinausposaunen. Es mag bislang noch nicht eingetreten sein, aber schon allein die Möglichkeit ist bedrohlich. Paradoxerweise kann sich ein überstarkes Begehren ebenso hemmend auswirken wie ein entschiedener Überdruss … Was um alles in der Welt soll man in einer solch grauenvollen Lage tun?**

Die Antwort ist: *einfach fallen lassen!* (sozusagen).

Jede Frau wird sich schuldig fühlen, wenn Sie bei ihr … äh, »zögerlich« zu Werke gehen … Sie mögen sich herabgesetzt fühlen, aber im Grunde fühlt die Frau sich abgewiesen … Einerseits kann eine Frau, die den Sex in vollen Zügen genießt, sich völlig verlieren, andererseits ist eine Frau, die ihren Liebhaber kalt lässt, tödlich verletzt … Ganz einfach deshalb, weil die Macht ihrer Verführungskunst angeschlagen ist.

Warum, glauben Sie, gibt es immer noch einige, die davon überzeugt sind (und ich habe so manche von ihnen kennen gelernt), dass es keine Schwulen gäbe, wenn diese nur die entsprechende Frau träfen … Ich finde es immer wieder erstaunlich, Frau zu sein und nicht verstehen zu wollen, dass man Männer lieben kann. Da kann ich mir den Mund fusselig reden …

Also keine Panik, *Ihre Partnerin ist kein Gegner,* und das sollten Sie sich immer wieder vor Augen führen. Natürlich liegt mir nicht daran, die Frauen zu verärgern, aber eine bessere Abschätzung der Wirklichkeit sollte Ihnen langsam Mut machen.

Das erste gemeinsame Aufwachen

Auch dieser Moment verdient eine ausdrückliche Erwähnung. Er ist deshalb so wichtig, weil er durchaus eine Art Grundsteinlegung für den Aufbau Ihrer Beziehung bedeutet. Häufig zögern Sie eher, bei einer Frau über Nacht zu bleiben – im Namen Ihrer heiligen Freiheit. Acht Stunden Schlaf an ihrer Seite und schon fühlen Sie sich als Gefangener. Klar, zum Nahkampf stets bereit, aber eine gemeinsam verbrachte Nacht ist für Sie wie das Anlegen von Fußketten! Versuchen Sie doch einmal das Problem aus anderer Warte zu betrachten und sich zu fragen, was dies für Ihre Partnerin bedeuten mag. Ehrlich gesagt: viel Widersprüchliches und nicht nur den Sieg, den Sie im Kopf haben …

Wenn eine Frau die Zwanzig überschritten hat, fürchtet sie immer, beim Erwachen von ihrem Liebhaber gesehen zu werden. Keine Schminke mehr, keine Künstelei, sondern nur eine Zerbrechlichkeit, die nur wenige zu maskieren suchen. Wenn Sie die erste Nacht an der Seite der Frau als eine Art Geschenk ansehen, sagen Sie sich, dass es für die Frau (über das Vergnügen hinaus, das Sie ihr bereiten) eine Art Opfergabe an Sie ist. Damit begibt sie sich möglicherweise zum ersten Mal wirklich in Ihre Hände. Seien Sie diesem Vertrauensbeweis also gewachsen (er ist einer der Bedeutendsten) und befassen Sie sich mit den nachfolgenden Hinweisen:

Auf jeden Fall sollten Sie:

❖ **sie wiedererkennen …**

Das ist wirklich das Allerwesentlichste! Ja, sie ist wirklich und wahrhaftig diejenige, mit der Sie geschlafen haben. Ihre Augen sind kleiner, ihr Haar wild durcheinander, ihr Gesichtsausdruck verletzlicher, aber weder sind Sie Schlafwandler noch bei der Nachbarin nebenan! (Im Übrigen: wenn Sie Ihre Arbeit gut gemacht haben, müsste die Dame jetzt glänzend aussehen; andernfalls sollten Sie Ihre Fähigkeiten mal hinterfragen.)

❖ **sie mit Zärtlichkeiten bestätigen (immer und immer wieder).**

Was jedoch den Versuch betrifft, sie an einem so schönen Morgen gleich wieder zu beehren (im Allgemeinen ein Zeitpunkt, zu dem Sie schwer in Form sind), so ist Ihre Absicht zwar durchaus lobenswert, wird aber nicht zwangsläufig von allen Damen geschätzt, nach so kurzer Zeit jedenfalls …

»Ich hatte solche Blähungen, dass ich den Bauch einziehen musste. Na, wenn ich nicht erst einen Kaffee hatte

... Ich erspare dir die Einzelheiten. Inzwischen kann ich Justine verstehen, die leise schon um fünf aufsteht, um sich vorzubereiten und ihre kleinen Angelegenheiten zu verrichten!« (Marianne)

»Ein Stier auf einer prallen Kuh!« (Régine)

❖ **nicht bemerken, dass sie abgeschminkt ist ...**

Und wenn sie sich immer wieder dafür entschuldigt, wie schrecklich sie aussieht, machen Sie ihr ein Kompliment: So gefällt sie Ihnen am besten. Doch, das Natürliche steht ihr wunderbar (das kommt immer an, und bleiben Sie hartnäckig und übertreiben Sie ruhig ein wenig, wenn sie weiterjammert ... Eigentlich ist das genau, was sie will).

Hämmern Sie sich eins gut ein: Sie ist die Schönste! Ich verspreche Ihnen, sie wird es nie verzeihen, wenn Sie ihr in ihrer Selbstanklage beipflichten. Also, unterlassen Sie den dümmlichen Versuch, ihr damit eine Freude machen zu wollen. Sie wird dies nicht nur als mangelnde Persönlichkeit werten, sondern auch entweder als eine Geschmacklosigkeit oder zweitens als eine ausgeprägte Gabe, sich immer wieder in Schwierigkeiten zu verstricken ... Das Ganze ist ein Test, und Sie müssen sich einfach immer wieder auf die Fahnen schreiben: *Diese Frau ist zum Anbeißen!*

❖ **ihr alle Zeit lassen, die sie braucht, um sich zurechtzumachen, ohne eine Miene zu verziehen ...**

»Alle fünf Minuten hat er mich gefragt, wann ich fertig wäre ... Das macht mich kirre!« (Stéphanie)

»Wen kann es da noch wundern, wenn man unter Verstopfungen leidet?!« (Colombe)

»Ich verrate dir, was ich tue, um unbemerkt aufs Klo zu gehen: Ich lasse währenddessen das Wasser laufen, als wasche ich mir die Hände. Na ja, klar, dafür braucht man natürlich ein Waschbecken daneben ...« (Laura)

»Wenn ich glaube, morgen ist der große Tag, esse ich nichts mehr! Man muss nur aufpassen, dass man nicht aus den Latschen kippt!« (Caroline)

»Früher wäre ich lieber geplatzt! Jetzt mache ich weiter kein großes Taram und lasse mir einfach Zeit ... Glaub mir, die Kerle gewöhnen sich dran!« (Coco)

Und besonders wichtig ist:

- Rufen Sie sie an, nachdem Sie gegangen sind – und sei es nur für eine halbe Minute! Lassen Sie die Dame wissen, wie sehr Sie die Nacht mit ihr genossen haben und bedanken Sie sich bei ihr. Ein kurzer Anruf genügt. Den können Sie sogar vom Büro aus vornehmen, ohne Scherereien zu bekommen.
- Schicken Sie ihr Blumen! Blumen kommen *hinterher* noch besser an, als vorher – obwohl sie natürlich jederzeit willkommen sind. Am Morgen danach wird Ihre Eroberung darin eine natürliche Ehrerbietung sehen und keinen Bestandteil einer ausgeklügelten Strategie ...

»Er hat mir wunderschöne Rosen geschickt, einfach herrlich! Ein richtiger Gentleman ... Die Kerle heutzutage sind solche Flegel, dass ich mich sogar mit einem Strauß Löwenzahn zufrieden geben würde ... allerdings hübsch verpackt!« (Gaelle)

❖ Schreiben Sie ihr ein paar liebe Worte auf einen Zettel und legen Sie ihn so, dass sie ihn gleich beim Aufwachen findet.

❖ Kurz gesagt, finden Sie Mittel und Wege, Ihrer Partnerin zu zeigen, dass Sie ausgesprochen glücklich und zufrieden sind.

Was Sie tunlichst unterlassen sollten:

❖ die Dame nicht wiedererkennen ... (siehe oben).

»Um ein Haar hätte er noch Madame zu mir gesagt ...« (Lucie)

»Ja, ich bin eine Freundin deiner Mutter ...« (Coco[1])

❖ sie nach der Marke ihrer Kosmetikprodukte fragen, weil sie einfach wahrhafte Wunder vollbringen ...

❖ nicht zu versuchen, die Dame noch einmal zu beglücken ... Ob sie dazu Lust hat oder nicht, ist eine andere Frage!

1 Sie liebt nicht nur ein, zwei Gläschen, sondern auch sehr junge Männer.

»Also ich hatte wirklich den Eindruck, sowie es hell wurde, törnte ich ihn nicht mehr an …« (Henriette)

❖ **ihr zu verstehen geben, ihr Kaffee sei nicht gut!**

»Wenn er ihm nicht schmeckt, soll er doch runter ins Eckcafé gehen, dieser Oberpinsel!« (wieder Coco, sie ist schier unerschöpflich!)

»Eigentlich hätte ich es mir denken sollen … Nach dem, wie er sich im Bett anstellt, ist der Herr kein Freund von starkem Tobak!« (Juliette)

❖ **Ihre Angetraute anrufen und sie dreist belügen …**

»Ein dreijähriges Kind hat er … Und blöd ist sie nicht, seine Mamsel! Sie kennt ihren Sportsfreund! Da hat sie ihn doch glatt gezwungen, ihr ein paar Worte der Liebe zu sagen, direkt vor meiner Nase!« (Aglaé)

❖ **sich von ihr einen Fünfziger fürs Taxi borgen.**

»Wieder mal typisch von mir, einem Mann Geld zu geben, den ich eigentlich gar nicht kenne!« (Guyonne)

»Ich habe ihn gar nicht erst ausreden lassen, sondern gleich wieder Hand an ihn gelegt! Man kann ja wohl was verlangen für sein Geld, oder? Da siehst du, warum ich keinen Seelenklempner brauche …« (Coco)

Ganz besonders sollten Sie auch nicht:

- ihr vorschlagen, »trotz allem« gute Freunde zu bleiben ...
- ihr sagen, sie habe ihren Wagen gestern Abend falsch geparkt und Sie hätten gerade vom Balkon aus beobachtet, wie alle Autos abgeschleppt wurden.
- Ihr sagen, sie sei noch ganz gut in Schuss für ihr Alter ...

Dahinter mag eine gute Absicht stecken (jedenfalls bei dem einen oder anderen), aber ich fürchte, Ihre Partnerin versteht dies anders ...

Wenn die Dame selbst eine solche Äußerung über sich abgibt, nehmen Sie sich ebenfalls in Acht! Wenn Sie zustimmen, wird man es Ihnen nur halb danken. Gescheiter wäre es, ihr zu sagen, sie sei doch noch sehr jung ...

- Ihren besten Freund anrufen, um ihm verhalten anzudeuten, Sie hätten die Wette gewonnen und er schulde Ihnen ein Abendessen ...

Zusätzlicher Hinweis: Kochen Sie für sie!

Jede Frau ist entzückt, wenn Sie sich die Mühe machen und für sie kochen. Gesottenes Hühnchen, Wachteln auf Spinat, Knusperkroketten, Schokoladencreme, Zitronenparfait … Liebe geht durch den Magen!

Ohne jeden Zweifel wird dadurch der erste Eindruck der Dame bestätigt: dass Sie ein Mann der Sinnesfreuden sind und dass Sie keine Mühen scheuen, ihr Vergnügen zu bereiten.

Kurz gesagt, Sie haben das Profil des idealen Mannes …

»Während er den Tisch deckte, konnte ich in Ruhe seinen Hintern betrachten …« (Coco)

»Als ich ihm dabei zusah, wie er den Teig knetete, durchschauderte es mich im Unterleib!« (Chantal)

»Mit dem da bist du gut bedient, der gehört nicht in die Abteilung light!« (Colombe)

»Ein Mann, der mir Trüffel zubereitet, entschädigt mich für alles …« (Francine)

Wann immer ich kann, bin ich in meiner Küche zugange, und ohne mich rühmen zu wollen, alle Frauen waren begeistert. Also werde ich jetzt meine Erfahrungen in Ihre Dienste stellen. Nachstehend finden Sie zwei einfache, schnelle, kostengünstige, leicht zu realisierende und leicht anregende Menüs , die Eindruck schinden! Also ran an die Töpfe – die Dame wird's Ihnen danken . . . Ich will und kann Sie jetzt natürlich nicht zum Chefkoch ausbilden, aber es sollte genügen, um bei (diesmal) minimaler Vorbereitung die Dame im Sturm zu erobern!

Wintermenü

Vorspeise

Hühnersuppe mit Koriander

1 Dose Campbell (ich erhalte keine Provision, bin nur, muss ich gestehen, sehr anglophil), entweder Champignon-, Gemüse- oder Ochsenschwanzsuppe (ganz nach Belieben), 2 Hühnerbrüstchen, 1 Zitrone, Koriander.

Erhitzen Sie die Suppe unter ständigem Rühren auf kleiner Flamme. (Werfen Sie die Dose weg – auch die Suppe ist ein Werk von Ihnen!)

Braten Sie die Hühnerbrüstchen mit Butter in einer Pfanne an (das ist nicht schwieriger als ein Steak, also nur Mut).

Gießen Sie die heiße Suppe in zwei Schalen, geben Sie das Hühnerfleisch gewürfelt hinzu und schmecken Sie mit etwas Koriander, einem Spritzer Zitrone und Salz und Pfeffer ab. Dann können Sie servieren.

HAUPTSPEISE

Shrimps in Curry

1 Dutzend große frische oder tiefgefrorene Shrimps, ein Becher Crème fraîche, 1 Prise Zucker, Curry, Kümmel.

Braten Sie die (aufgetauten) Shrimps in Pflanzenöl an (die Köpfe werden abgeschnitten, die Schwänze nicht!).

Wenn sie goldbraun sind, geben Sie 150-200 ml von der Crème fraîche hinzu. Stellen Sie die Flamme auf ganz klein, damit die Crème nicht siedet.

Geben Sie den Curry, Kümmel und Zucker hinzu, lassen Sie alles ein wenig einkochen, dann können Sie servieren ...

Empfohlener Wein

Dazu passt ein weißer Sancerre oder auch ein schöner weißer Burgunder, der die Stimmung hebt und die Beine weghaut ... Anschließend tun Sie, was Sie wollen ...

Wenn die Dame eine gute Esserin ist, reichen Sie dazu Basmati-Reis oder einen grünen Salat ... (ich kenne die Frauen gut genug um zu wissen, dass Ihnen jede zutiefst dankbar sein wird).

NACHTISCH

Schokoladencreme

200g halbbittere Schokolade, 100g Zucker, 100g Butter, 3 Eier, 1 Teelöffel Maizena, 1 Teelöffel Nescafé.

Schmelzen Sie die Schokolade und die Butter (durchaus in der Mikrowelle).

Verrühren Sie die Eier und den Zucker gut, geben Sie den Kaffee und Maizena hinzu. Alles gut verrühren.

Heizen Sie Ihren Ofen vor (Höchsttemperatur, nicht auf

Grill) und lassen Sie den Kuchen höchstens 9 Minuten backen.

Aus dem Ofen ziehen und abkühlen lassen. Servieren.

Sie werden sehen, alles läuft wie geritzt! Noch etwas Duftöl, drei Kerzen, schöne Musik (legen Sie Kassetten ein, dann muss man nicht so oft aufstehen, oder besser noch: einen guten Radiosender[1]), und ohne jede horrende Restaurantrechnung haben Sie sich ins rechte Licht gerückt ...

Sommermenü

Vorspeise

Tunfischpastete mit Zitrone und Majoran

1 Dose Tunfisch in Olivenöl (ca. 170g), 50g weiche Butter, 1 Prise Majoran (oder auch Thymian), 1 gehackte Knoblauchzehe (mit herausgeschnittenem Keim), Schale und Saft von 1 Zitrone, 2 Suppenlöffel Olivenöl (erste Kaltpressung), Salz und Pfeffer nach Geschmack.

Geben Sie alle Zutaten in einen Mixer und drücken Sie solange auf den Knopf, bis alles gut püriert ist.

Füllen Sie eine (hübsche) Schale damit, und lassen Sie es mindestens 30 Minuten im Kühlschrank ruhen.

Mit Toast servieren.

1 Vermeiden Sie alle Seelsorger – wenn Frauen etwas getrunken haben, fangen sie leicht an zu flennen!

Schinkenterrine in Portwein

500g Schinken, 4 Eier, 4 Esslöffel Crème fraîche, 2 Esslöffel Portwein, 1 Päckchen Gelee von Maggi (auch dafür bekomme ich keine Provision), Salz, Pfeffer.

Schneiden Sie den Schinken in grobe Streifen und zerkleinern Sie diese im Mixer.

Versuchen Sie beim Aufschlagen der Eier das Weiße vom Gelben zu trennen, um es hinterher zu Schnee zu schlagen; klappt es nicht, macht das auch nichts. Rühren Sie die Eier in einer Salatschüssel zum Omelett, geben Sie den zerkleinerten Schinken, Pfeffer, Salz und den Portwein hinzu (und mischen Sie das geschlagene Eiweiß darunter, falls es Ihnen gelungen ist).

Heizen Sie den Ofen auf 150-180°C vor und lassen Sie das Ganze in einer Kuchenform im Wasserbad ungefähr 35 Minuten backen.

Lösen Sie die Terrine aus der Kuchenform, damit sie abkühlen kann. Bereiten Sie das Gelee gemäß der Packungsanleitung zu (das ist nun wirklich sehr einfach).

Geben Sie erst das Gelee in die Backform, dann die Terrine und stellen Sie alles mindestens 1 Stunde lang in den Kühlschrank. Uff! Aber es lohnt sich! Lösen Sie die Terrine kurz vor dem Servieren aus der Form und reichen Sie als Beilage ebenfalls einen grünen Salat.

Jetzt haben Sie sich genug ins Zeug gelegt, zum Nachtisch tut's ein Sorbet.

Wenn Sie aber noch Lust haben, bereiten Sie der Dame Ihres Herzens ruhig einen …

Orangensalat mit kandiertem Ingwer

3 Orangen, frischen Ingwer (in fast jedem Gemüseladen), Zucker, Orangenblütenöl (in besseren Feinkostläden).

Schälen Sie die Orangen, schneiden Sie sie in Scheiben und legen Sie diese in eine Salatschüssel.

Bringen Sie ein Glas Wasser mit einem Esslöffel Zucker zum Kochen, geben Sie den geraspelten Ingwer und einen Tropfen Orangenblütenöl hinzu. Lassen Sie alles aufkochen und stellen Sie das Feuer aus, bevor sich die Mischung bräunt. Wenn Sie abgekühlt ist, gießen Sie diese über die Orangen – voilà!

Das erste Wochenende

Wenn Sie bis hierher durchgehalten haben, ist Grund zur Hoffnung. Das heißt zwar noch nicht, dass dies unbedingt den Beginn eines Lebens zu zweit einläutet, aber immerhin sind Sie einander schon viel vertrauter geworden. Jetzt wollen Sie zwei Tage hintereinander durchgängig miteinander verbringen. Zum ersten Mal werden auch Ihre Zahnbürsten zusammen im selben Becher stehen.

Vorsicht! Ihre Absichten sind bestimmt sehr redlich, aber vergessen Sie nie, auch dem Geschmack der Dame Rechnung zu tragen. Viele Dinge, die Sie aufregend finden, können Ihrer Partnerin durchaus gegen den Strich gehen. Trauen Sie nicht ihrer durchaus möglichen spontanen Begeisterung. Wie in den meisten Fällen klafft eine breite Spalte zwischen Fantasie und Realität …

Dringende Empfehlungen
Wenn Sie sich nicht hundertprozentig sicher sind, vermeiden Sie:

- **Fernreisen**
- **Trekking (auch nicht in Nepal)**
- **Treibjagden**
- **Jagden überhaupt**
- **Unterkunft in der Pampa**
- **Wochenenden auf dem Bauernhof**
- **Autorallyes**
- **Regatten**
- **Angeln**
- **Meditationsseminare**
- **Anfängerkurse für Töpfer- oder Makrameearbeiten**

Noch einmal: Obwohl Sie alles dransetzen mögen, die Dame glücklich zu machen, kann es fürchterlich in die Hose gehen! Ich habe Ihnen bereits zu verstehen gegeben, dass die Frau ein merkwürdiges Wesen ist, das einer völlig unbedeutenden Kleinigkeit überdimensionale Wichtigkeit beimisst (siehe Sünde 4: die Vernachlässigung).

Ich erlaube mir auch, Ihnen ein paar andere Dummheiten aufzuzeigen, die man lieber nicht begehen sollte:

Wenn Sie die Dame mit in Ihr Landhaus nehmen (eigentlich ein schönes Projekt; sie wird sich schon mit Ihnen durch die Felder ausreiten sehen):

- **bringen Sie sie nicht in das Haus, das Sie noch mit Ihrer Exfrau teilen.**

  »Ehrlich gesagt, hatte ich beschlossen, alles zum Kotzen zu finden. Und ich hatte mich nicht geirrt!« (Nathalie)

  »Glaubst du etwa, diese Schlampe hätte das Bett frisch bezogen?« (Chantal)

  »Sie hatte überall Anweisungen hinterlassen, als ob ich nicht einmal einen Gasherd anzünden könnte!« (Marianne)

  »Genau vor der Badewanne lag die Seife auf dem Boden! Ich sage dir, das war kein Zufall!« (Coco)

- **Zwingen Sie ihr keine Gartenarbeit auf, um sie zu beschäftigen.**

  »Ich fand die Idee erst ganz reizend: ein paar Rosen schneiden und schöne Sträuße binden ... Von wegen! Hast du schon mal im Lycra-Outfit den Rasen gemäht? Du machst dir keine Vorstellungen, wie ermüdend das ist, Schätzchen! ›Hier, steig auf den Traktor‹, hat er gesagt, ›du wirst sehen, das macht einen Riesenspaß!‹ Vier Hektar! Dazu der Krach! Man wird gerüttelt und geschüttelt ... Nach zweimal hin und her saß mir der Unterleib im Nacken! Ich konnte das verdammte Ding nicht anhalten! Und Bruno ...? Weit und breit nicht zu sehen, er hatte sich irgendwohin verdrückt, um die Kirschbäume zu beschneiden! Ich fühle mich wie durch den Fleischwolf gedreht. Ich muss jetzt auflegen, er kommt gerade!« (Geneviève)

»So schnell ich konnte, bin ich wieder nach Hause gefahren! Ich schwöre dir, noch eine halbe Stunde und er hätte mich vor den Pflug gespannt!« (Arlette)

»Rate mal, wohin ich ihm seine Heckenschere gesteckt habe ...« (Coco)

❖ **Laden Sie nicht die ganze Nachbarschaft ein, wenn Ihre Freundin da ist!**

»Ob's da schön war? Keine Ahnung. Außer der Küche habe ich nicht viel gesehen. Bei jedem Essen waren wir zu zwölft – und einen Geschirrspüler gab's auch nicht ...« (Julia)

»Und der dicke René hat mich angestarrt, als wollte er sagen: ›Ha, vorbei die öde Zeit der Sandwiches!‹« (Corinne)

Des Weiteren:

- ❖ Versäumen Sie nicht, genügend Heizöl anliefern zu lassen.
- ❖ Muten Sie der Dame nicht eine Fahrt von 800 Kilometern für zwei Tage zu.
- ❖ Verlieren Sie nicht ihre Tasche mit den Allergie-Präparaten.
- ❖ Teilen Sie ihr vorher mit, dass das Wasser aus dem Brunnen geschöpft werden muss.
- ❖ Leihen Sie sich von ihr keinen Scheck für den Maurer, der gerade mit der Arbeit fertig geworden ist.
- ❖ Lassen Sie die Dame nicht allein mit dem (ziemlich misstrauischen) Hund.
- ❖ Setzen Sie sie nicht im Wald aus ...

Sie wollen lieber mit ihr ins Hotel? Eine sehr gescheite Idee! Auf neutralem Gelände stehen die Chancen besser, dass alles gelingt ... Doch:

- ❖ Stellen Sie vorher (durch vorsichtiges und wiederholtes Vortasten) sicher, dass sie auch wirklich Lust hat, in diese Gegend zu fahren!

»Frische Luft, hatte ich zu ihm gesagt, und an die Berge oder so gedacht. Aber da saß ich dann mitten in der Pampa und trank Tee mit Barbaren! Weit und breit kein Geschäft, keine Bar, keine Zeitschrift ... Nichts! Aus purer Langeweile habe ich die Klimaanlage angestellt, um meinen Nerzmantel tragen zu können!« (Coco)

❖ **Stellen Sie fest, ob der Standort ihrem momentanen Gemütszustand entspricht!**

»Von wegen Schlosshotel! Ein bröckelndes Gemäuer aus dem Mittelalter! Acht Stunden Felsblöcke schleppen, ehe man was zu essen bekam!« (Arlette)

»Ein süßes kleines Hotel? Ha! Ein Nachtlager war's, und das ist noch geschmeichelt!« (Sophie)

»Als wir ankamen, hielt ich es erst für einen Witz! Stell dir eine einsame Hütte mitten in der Pampa vor, direkt an der Bundesstraße gelegen, und durch den Garten brauste alle Stunde der Inter-City!« (Marion)

❖ **Fühlen Sie vor, ob die Dame zu den Exkursionen und Unternehmungen, die Sie mit ihr vornehmen wollen, auch wirklich aufgelegt ist.**

»Blasen an den Füßen, ein Führer, der mich die ganze Zeit anstarrte und sich dabei die Lippen leckte ... Du verstehst, was ich meine. Ach ja, und in 100 Meter Entfernung heulten die Wölfe! Und diesem Idiot fällt nichts

Besseres ein, als dauernd zu wiederholen: ›Sieh nur, wie schön es hier ist!‹« (Catherine)

- **Finden Sie heraus, ob ihr das soziale Umfeld zusagt, mit dem Sie sie konfrontieren wollen.**

»Eine Überraschung sollte es sein, und eine Überraschung war's! Seine vier Gören hat er mir aufgehalst! Seine Älteste war ein boshaftes Luder. Sie hat mich sofort gehasst. Das sah man auf den ersten Blick. Ich tat so, als lächelte ich ihr zu, aber alles, was sie mir zu trinken oder zu essen brachte, schüttete ich in den Topf mit der Yuccapalme!« (Amélie)

»Er gehört einer Sekte an! Zwanzig Leute waren wir ... Die Männer angelten und die Frauen standen mit Schürzen in der Küche.« (Coco)

Was sie unter allen Umständen nicht tun sollten:

- **Schlafen Sie nicht zwei Tage lang, weil Sie sich unbedingt ausruhen müssen.**

»Als ich ihn verließ, schlief er. Wahrscheinlich schläft er immer noch. Er hat nicht einmal gemerkt, dass ich zurückkam!« (Régine)

»Abgehauen bin ich, und zwar ganz schnell! Ich schäumte vor Wut, wegen nichts und wieder nichts so weit zu fahren! Da hatte ich eine Idee: Ich habe meine Sonnenbrille aufgesetzt und bin über die Grenze gefahren. Und Volltreffer ... Ich habe mich ein bisschen blöd gestellt, und zwei reizende Grenzbeamte haben mich zwei Tage lang durchsucht ... von Kopf bis Fuß! So hat sich letzten Endes alles zum Guten gewandelt!« (Coco)

- **Falls Sie eine Autopanne haben, lassen Sie nicht Ihre Partnerin schieben!**

»Er hatte die Schneeketten vergessen. Den ganzen Abhang von Courchevel herunter lag ich hingestreckt auf der Kühlerhaube und hielt mich an den Rückspiegeln fest – als Gegengewicht! Äußerst schmeichelhaft!« (Anita)

- **Stecken Sie keine Aktenordner ein mit der Frage, ob sie mit der Maschine schreiben kann.**
- **Und schließlich und endlich: Vergessen Sie sie nicht in den Toiletten der LKW-Raststätte Porte de la Bourgogne.**

»Gott sei Dank waren da die LKW-Fahrer ...« (Coco)

So, das sind kurz und bündig die gröbsten Schnitzer, vor denen Sie sich in Acht nehmen müssen ... Davon abgesehen ist das Feld weit, und ich appelliere an Ihre Fantasie (denn Sie haben bestimmt kapiert, worum es geht) und an Ihr Taktgefühl, damit alles nach Wunsch verläuft.

Halten Sie sich immer vor Augen, worauf es ankommt: Luxus, Ruhe und Sinnlichkeit – Trägheit ist nicht angesagt!

6
Unvorhergesehene Umstände

Alle möglichen Tipps für verschiedene unerwartete Situationen.

Wie weit darf eine Frau gehen?

Mit dieser Frage begeben wir uns auf ein sehr heikles Terrain. Wir haben uns mit ihr bislang noch nicht befasst, und ich zögere auch ein wenig, sie aufzuwerfen, denn es soll zu keinen Missverständnissen kommen. Über hundert Seiten lang habe ich mich bemüht, Ihnen zusätzliche Informationen für den guten Umgang mit Frauen zu liefern, aber soll das heißen, dass diese sich alles erlauben können?

Sicherlich nicht! Jeder übertriebene Mannesstolz ist zwar unangebracht, *aber ein wenig Autorität sollten Sie schon an den Tag legen*... (Himmel, auf was lasse ich mich da ein...)

Analyse der Lage

❖ Wie wir gesehen haben, wünschen sich Frauen einen richtigen, kraftvollen Mann, auf den sie bauen können, einen Mann, der ihnen unter allen Umständen beisteht, die Schwierigkeiten des Daseins zu meistern.

- **Manchmal – äh, sehr selten – können Frauen aber auch Gehässigkeit, Streitlust und Rachsucht an den Tag legen, anders gesagt: unausstehlich sein.**

Warum? Was tun? Woher kommt diese Aggressivität? Ich will es noch einmal sagen: Oftmals sind Sie dafür verantwortlich, wenn Sie sich nämlich jeder Verantwortung entheben wollen und Ihre Partnerin den Launen des Schicksals überlassen.

Bewusst oder unbewusst ist sie Ihnen böse, wenn Sie nicht alles dransetzen, ihre materielle oder spirituelle Not zu lindern. Dann wird sie Sie (vorzugsweise in aller Öffentlichkeit) so laut und ausfallend beschimpfen, dass Sie glauben, nie wieder Gnade unter ihren Augen zu finden!

Ein einziger Rat: Reagieren Sie, und zwar schnell!
Verschaffen Sie sich Respekt, und zeigen Sie ihr, wer hier der Boss ist! *Lassen Sie jetzt mal den Macho raushängen, der in Ihnen schlummert!* Das ist, was sie von Ihnen verlangt: Herr der Lage sein, losdonnern und sie (symbolisch) an den Haaren davonschleifen, um ihr Ihren Willen aufzuzwingen – wie unsere Vorfahren die Höhlenmenschen! Werden sie tatkräftig, ehe es zu Missverständnissen kommt!

»Die Frauen, die am lautesten schimpfen, geben am schnellsten klein bei …« (Arlette)

»Würde er mir wohl ein paar scheuern? Ha! Von wegen! Auch im Oberstübchen mag er's kuschelig-schlaff!« (Laura)

»Wie soll man einen Mann respektieren, der sich so behandeln lässt?!« (Coco)

»Beim geringsten Anlass gerät er in Verlegenheit ... Das fällt mir echt auf den Wecker! Also schimpfe ich los! Und er steht da mit eingezogenem Schwanz und sieht mich völlig verdattert an. Und das soll mich besänftigen?« (Clotilde)

»Ich wünschte mir, er würde sagen: ›Halt die Klappe und ab ins Bett, du Schlampe!‹« (Sylvie)

Aufgepasst, natürlich sage ich nicht, Sie sollen sie schlagen, sondern nur die Rolle bis zu Ende spielen und fest Ihr Territorium behaupten. Auch menschliche Weibchen unterstehen einer tierischen Hackordnung ...

Eine Ehefrau und eine Geliebte

Ein ganz klassischer Fall, oder? Als Mann genießen Sie viele Vorteile, wenngleich Ihnen ein paar Dinge eher ungelegen kommen, meistens der überfüllte Terminkalender. Jeder weiß, Sie haben Ihrer Geliebten erklärt, Sie würden sich niemals scheiden lassen, wegen der Kinder und der finanziellen Probleme, aber zwischen Ihnen und Ihrer Frau laufe rein gar nichts mehr ... Und der Kleine, der demnächst drei Monate alt wird? Reiner Zufall! Eines Abends hatten Sie etwas getrunken und wollten alle Zweifel zerstreuen, oder, noch einfacher, Sie seien gar nicht mal sicher, ob der Kleine überhaupt von Ihnen sei ... Kennen wir alles.

Aber Vorsicht, spielen Sie nicht mit dem Feuer und sorgen Sie dafür, dass sich die beiden Frauen nie treffen, denn nach anfänglichem Weibergezänk könnte es passieren, *dass sie anfangen einander zu verstehen ...* Und wenn das passiert, mein Freund, ist Schluss mit lustig! Dann können Sie den gemütlichen Wochenenden ganz nach Ihrem Geschmack bye, bye winken, ebenso den schönen Momenten der Lust! Dann heißt es: 24 Stunden Einsatz! Entweder werden Sie von beiden vor die Tür gesetzt (und dann können Sie dieses Buch wieder von vorne anfangen), oder sie verständigen sich darüber, Ihr Leben zu organisieren, natürlich nur zu Ihrem Besten ... Und in dem Fall können Sie von Glück sagen, wenn Ihnen noch hier und da fünf Minuten bleiben, um mit den Kumpels ein Bierchen zu trinken ... Sie haben's schon drauf, die Frauen! Zwei können sich durchaus arrangieren (und sogar auf ihre Kosten kommen), sind aber sogar drei im Spiel, ist das Chaos perfekt!

Haben Sie also Nachsicht und belügen Sie Ihre Geliebte nicht nach Strich und Faden, indem Sie dramatische Situationen erfinden, um Ihre Fehler zu kaschieren. Impulsiv könnte sie auf den Gedanken kommen, Ihnen zu helfen, indem Sie Ihre Frau anruft, um dem bösen Treiben ein Ende zu setzen ...

»Ich hatte gedacht, er sei am Ende mit seiner gelähmten Frau. Angeblich hatte er ihr gesagt, dass es da noch jemanden gebe, und sie hatte panische Angst, von ihm

> sitzen gelassen zu werden. Du kennst mich, ich habe den Stier bei den Hörnern gepackt, um sie zu beruhigen! Na, du kannst dir nicht vorstellen, was dabei alles rauskam!« (Christine)

Dies ist natürlich ein Schema, mit dem ich etwas veranschaulichen will. Aber Sie haben bestimmt begriffen, wovon ich spreche ... In Ihrem eigenen Interesse: Übertreiben Sie nicht beim Einsatz dunkler Basstöne!

Die verheiratete Geliebte

Sie sind frei, aber Ihre Geliebte ist verheiratet. Das ist eine neue Erfahrung, die Ihre Art zu denken nachhaltig beeinflussen wird ... Ganz am Anfang hat es Ihnen geschmeichelt, einem anderen Mann die Frau ausspannen zu können, ja, Sie haben es regelrecht genossen. Aber jetzt sind Sie richtig vernarrt in die Frau ... Zuerst haben Sie sich ganz verständnisvoll gezeigt, aber dann (im Allgemeinen kurz darauf) vor Wut gekocht ... Sich hintenan gesetzt zu fühlen ist viel grässlicher, als Sie gedacht hatten. Jawohl, im Moment sind nicht Sie derjenige, der die erste Geige spielt. Da erwacht Ihr Mannesstolz. Eine solche Lage ist unhaltbar! Ihre Eifersuchtsanfälle werden immer häufiger und sind (Ihrer Meinung nach) immer gerechtfertigter ...
Vorsicht: Sie könnte durchaus imstande sein, alles für Sie hinzuwerfen. Haben Sie einmal darüber nachgedacht, was für Folgen das für Sie hätte, abgesehen von der unmittelbaren Genugtuung, den Sieg davonzutragen ...? Die Kin-

der, für die es eventuell zu sorgen gilt, die neue Wohnung, die man suchen muss? Weniger rosige Perspektiven ... Wägen Sie das Für und Wider gut gegeneinander ab und machen Sie sich klar, was Sie wirklich wollen. Wenn Sie davon überzeugt sind, sie sei die Frau Ihres Lebens, nur zu, geben Sie Gas, dann ist es das Spiel wert! Andernfalls hat es keinen Zweck, der Dame das Leben zu vermiesen und ihr etwas abzuverlangen, dem Sie gar nicht gewachsen sind.

Ein Rivale in Sicht

Ein anderer Mann versucht, Ihnen die Frau wegzuschnappen, und Sie müssen sie zurückerobern! Eine ziemlich brenzlige Situation, denn Ihre Partnerin will Sie testen und zugleich etwas anderes mit dem Hallodri erleben.

Ihre Trümpfe:

- Die Frau hat Sie geliebt und liebt Sie wahrscheinlich noch immer, selbst wenn Sie ihr inzwischen nicht mehr die gewünschte Aufmerksamkeit schenken ... Frauen sind nie halbherzig bei der Sache, sondern ähneln eher einem Kapitän, der als Letzter den sinkenden Kahn verlässt. Aber sind Sie überhaupt noch an Deck?
- Sie kommt nicht klar mit dem Gedanken, Ihnen weh oder Unrecht zu tun ...

Paradoxerweise haben Sie es noch in der Hand ... Und Sie müssen darum kämpfen, sie zu halten.

Ihre Schwächen:

- Sie haben Mist gebaut. (Das Schlimmste daran ist, dass Sie ihr Vertrauen missbraucht haben. Es wird ihr schwer zu schaffen machen, Ihnen dies zu verzeihen. Es könnte ein wenig, ein klitzeklein wenig helfen, wenn Sie es ihr direkt eingestehen.)
- Sie sind eingedöst, ohne es zu merken, und wachen vielleicht erst auf, wenn es längst zu spät ist.
- Sie braucht Luft zum Atmen.

Was man tunlichst unterlassen sollte:

- Sie bemitleiden (oder aber plötzlich schrecklich krank werden) – sie könnte das missverstehen, und dann ist endgültig Schluss!
- Eifersuchtsszenen abhalten, ohne ansonsten das Verhalten auch nur im Geringsten zu ändern …
- Dieses »Abenteuer« verächtlich abtun, weil Sie sowieso unersetzbar sind …

Was man tun sollte:

- Das Gewissen einer Prüfung unterziehen und zu begreifen versuchen, warum sie sich so verhält …
- Umgehend radikal die Haltung ändern (keine halbherzigen Maßnahmen) und ihr mit allen Mitteln zeigen, wie sehr Ihnen an ihr gelegen ist.
- Sich wie ein Gentleman benehmen (auch wenn's nicht leicht fällt), ohne allerdings so weit zu gehen, ihr zu sa-

gen, »ihr Glück habe absoluten Vorrang«, weil sie dies für Desinteresse halten könnte ... Gehen Sie vorsichtig zu Werke und zeigen Sie Stolz. Denken Sie daran, dass sie Sie einmal bewunderte ... Vergessen Sie nie, dass auch die sinnlichsten Frauen Verstandesmenschen sind und in der Stunde der Bewährung eine Veranlassung finden können, die Bande, die Sie haben schleifen lassen, wieder stramm anzuziehen.

Exkurs I: Zur Prophylaxe

Wahrscheinlich denken Sie, dass eine solche Huldigung und Parteinahme für das weibliche Geschlecht auf meine mangelnde Erfahrung auf diesem Gebiet zurückzuführen ist … Aber glauben Sie das ja nicht! Die Beziehungen, die ich zu Frauen unterhalte (und es sind wahrhaftige Beziehungen, wenn auch der etwas besonderen Art), erlauben mir einfach, die Lage objektiver zu betrachten.

Aus diesem Grund will ich auch nicht versuchen, Sie davon zu überzeugen, dass Sie sich ändern müssen, ohne Ihnen zuvor alle Facetten, auch die weniger schönen, meines persönlichen Erfahrungsschatzes aufgezeigt zu haben. Deshalb jetzt dieser kleine Exkurs zu den weniger »reizenden« weiblichen Geschöpfen.

Ja, es gibt da tatsächlich einen dunklen Punkt, eine wunde Stelle, die ich um der Aufrichtigkeit willen nicht unerwähnt lassen darf. Es gibt einen Frauentypus, den man unbedingt meiden sollte: die *unzufriedene, zu kurz gekommene Zicke* … Da schrillen alle Warnsignale, Alarmstufe rot!

Lassen Sie uns versuchen, ein Profil zu erstellen, denn ohne es zu wissen, ist sie diejenige, die bedingte (unschöne) Reflexe bei Ihnen auslöst …

PS: Benutzen Sie diesen Hinweis auf keinen Fall dazu, die nachfolgenden Charakteristika auf all diejenigen auszuweiten, denen Sie übel mitspielen wollen. Ich will Ihnen hier keineswegs ein Alibi verschaffen, sondern ganz im Gegenteil Mittel in die Hand geben, um sich denen zu verschreiben, die es wirklich wert sind!

Also ran an die Schlampe! Und keine Gnade mit ihr!

Porträt der ewigen Zicke

Körperlich ist sie rasch auszumachen: kastanienbraunes Haar voller Spangen, plumpe Schuhe, Kniestrümpfe, Stocherbeine, Kreislaufbeschwerden ... Entsetzlich! Aber Vorsicht, es gibt schickere Varianten, scheinbar unkonventionellere. Sie sind wesentlich hübscher, und man muss ihr Wesen betrachten, um sie zu erkennen (sie ist natürlich die Gefährlichere).

Entgegen allgemein üblichen Vorstellungen, ist die unausgeglichene Zicke *keine Jungfrau*. Sie hat meistens schon eine Unzahl an Liebhabern hinter sich. Hinter ihrem Kleinmädchen-Äußeren à la Rotkäppchen steckt eine Frau, die den Wolf kennen gelernt hat und zwar als Meute ... Das werden Sie übrigens rasch erfahren, denn sie kann nicht anders, als Ihnen die Liste ätzender Bekanntschaften aufzuführen: Lucien hatte nur einen Halbsteifen, Antoine ließ beim Abschied alles mitgehen (sogar die Geschenke, die er ihr gemacht hatte), und nicht zu vergessen Pierre, bei dessen bloßer Erwähnung sie angeekelt würgt ... Ich muss da an eine Komödiantin denken, einen Prototyp, ein lebendes Beispiel für den Typus Frau, über die ganze Regimenter in dichter Folge gestiegen sind, ohne sie sichtlich zufrieden zu stellen. Es dauert nicht lange, da haben Sie ein detailliertes Bild der letzten drei Unglücksraben, die sich auf ein Abenteuer mit ihr eingelassen hatten. Mit gleichgültiger Miene zieht sie die drei durch den Schmutz und nutzt gleich die Gelegenheit, um an der ganzen Zunft kein gutes Haar zu lassen. Zweifellos ein Opfer uneingestandener Fantasien, erzählt sie zudem haarklein, wer mit wem ins Bett ging, angefangen bei ihren besten »Freunden«, die sie eifrig lächerlich zu machen sucht …

Weit davon entfernt, sich in Zurückhaltung zu üben, neigt diese ewige Nörglerin eher dazu, sich dem Erstbesten an den Hals zu werfen, um *ihre unwiderstehliche Leere auszufüllen.* Aber Vorsicht: Ich kenne Frauen, die auch mehr als zwei-, dreimal im Jahr einen Kerl aufreißen, aber nicht im Entferntesten dieser Kategorie angehören. Die echte unbefriedigte Nörglerin ist dies von Natur aus, mit den äußeren Umständen hat das nichts zu tun. Sie wurde so geboren, und ruhelos *will sie alles bestimmen und fühlt sich ständig gehetzt* … Sie ruft alle Welt als Zeuge an und findet ewig einen Grund zu klagen … (»Können Sie sich vorstellen, was man mir angetan hat?«)

Immer in Eile wie unter ständigem Zeitdruck, ist sie schon bei der geringsten Kleinigkeit überfordert und erweckt permanent den Eindruck, als stünde bei ihr ein Kochtopf auf dem Herd, den es zu überwachen gelte. Sie spricht hastig und abgehackt, und ihre Augen verraten eine unanfechtbare Autorität.

Selbstverständlich ist sie ehrgeizig und in allen Berufssparten zu finden, wo sie eine ganz gute Position einnimmt, nie jedoch eine erstrangige. Ihre psychologischen Grenzen (mangelnder Weitblick, beschränkte Sicht der Dinge) versperren ihr oft den Zugang zum »Kreis der Großen«, dem sie sich höchstens annähert. Dabei sind ihre Gedanken ständig damit beschäftigt, und es fällt ihr schwer, sich mit der Realität abzufinden. Sie klaut Ideen, sorgt für Verwirrungen, schmückt sich mit den Verdiensten anderer und ist eine schlechte Ratgeberin. Sie hat die Rolle desjenigen, der immer an Stelle des Kalifen Kalif sein will und, da ihm das nicht gelingt, das Vorankommen anderer verhindert und genüsslich Paare auseinander bringt.

Ihre Wohnung verrät ihre Manien, beispielsweise ihren zwanghaften Sammlertrieb (Eulen in allen Formen und Farben, vom Tischdeckenmuster bis zum Makramee), denn wie unter Zwang muss sie alles zusammentragen und horten, um sich sicher zu fühlen.

Fast immer ist Mama von entscheidender Bedeutung in ihrem Leben, sei es aus Hass oder Lobhudelei, aber immer aus der Rolle des Märtyrers heraus. Da überrascht es kaum festzustellen, dass die Unausgeglichenheit zumeist von der Mutter auf die Tochter übergeht.

Die unausgeglichene, unbefriedigte Nörglerin ist ein Hypochonder, und zwar in seiner ganzen Pracht!

Meistens ist sie auch noch allergisch, und zwar gegen alles. In weniger als sechs Monaten hat die oben erwähnte

Komödiantin in meinem Beisein folgende Beschwerden gehabt:

- Hautrötungen aus Verlegenheit
- Asthma
- spastische Zuckungen
- Bindegewebegeschwulst
- Herzrasen
- beginnende Diabetes
- Leberzirrhose
- drei Grippen
- eine wiederholte Blasenentzündung
- mehrere Lebensmittelvergiftungen
- diverse Hysterieanfälle

etc.

Sie probiert alle Arten von Medikamenten und Ärzten aus, aber nichts und niemand kann ihr helfen ...

Im Allgemeinen ist sie durchaus geistreich (aber ihre Intelligenz wird durch die Wucht ihrer Affekte eingeschränkt), bissig, gelegentlich witzig (wenngleich ohne jeden Sinn für Humor), immer boshaft, wenngleich nicht auf Kosten des gerade Anwesenden ... Und mit alledem sind wir erst am Anfang ...

Sie ist der Flasche nicht gram, und selbst wenn sie nicht unbedingt eine haltlose Alkoholikerin ist (manche sind's), kann sie sich leicht gehen lassen und durchaus ein paarmal zu oft das Glas zu Munde führen, ohne es zu merken

… Denn so leicht ist die Glut nicht zu löschen und Dampf abzulassen …

Um diesen Typ Frau zu erkennen, hier noch ein paar Hinweise auf ihre Eigenschaften. Sie ist:

- **oftmals geizig, will es aber nicht zeigen …**
- **eine schlechte Köchin oder außerstande ohne genaue Kochbuchangaben zu kochen,**
- **im Grunde genommen ziemlich einsam. Hinter einem Schutzwall vieler Bekannter findet sich meist nicht eine einzige richtige Freundin, und sollte sich einmal eine finden, wird diese rasch wieder ausgestochen …**
- **chronisch depressiv unter einem heiteren Äußeren.**

Sie könnten rasch zum Mann ihres Lebens werden und diesem einen Sinn geben – sie würde Sie in den Himmel heben (was zugegebenermaßen gar nicht so unangenehm klingt), aber schon bald würde sich ihr unstillbarer Machthunger melden und Ihr gesamtes Umfeld manipulieren, damit Sie zu ihrem alleinigen Besitz werden. Nichts wird sie aufhalten, weder Lüge noch Lächerlich- oder Unanständigkeit … Nichts, *gar nichts*! Und Hinterlist schon überhaupt nicht!

Alle Hartnäckigkeit ist zwecklos – FLÜCHTEN Sie! Andernfalls ist alles Mögliche denkbar, und das Paradies, das ich Ihnen versprochen habe, verkommt schnell und wird zur Hölle, die nicht so leicht zu beherrschen ist.

Diese »reizenden« Geschöpfe sind schrill genug, um dem gesamten weiblichen Geschlecht Schaden zuzufügen, was zugleich ungerecht und bedauerlich ist. Und das ist auch der einzige Grund dafür, dass ich sie hier vorführe, denn ich habe genügend Federn lassen müssen, um sie aufzuspüren und ungefähr kennen lernen zu können. So viel der Worte. Wie Chantals Psychiater immer sagt: Sobald eine Unausgeglichene mit Penisneid auftaucht, ist auch schon ein Mann zur Stelle, um ihr die Schere zu reichen …

Darum: Jedem das Seine!

Kleiner Exkurs II: Von sozialem Nutzen

Haben Sie keine Angst vor Homos … Viele von Ihnen beäugen sie mit einer Mischung aus Misstrauen und Schrecken, und ich versichere Ihnen, das ist völlig unnötig.

Abgesehen von der Tatsache, dass darunter viele Ihrer ehemaligen Schulkameraden sind, ist es an der Zeit, mit einem Mythos aufzuräumen, der ebenso viel Lächerliches wie Phantastisches birgt: Wenn Sie sich mit einem Homo im selben Raum befinden, heißt das noch lange nicht, dass er sie gleich anspringt! Oder halten Sie etwa noch an Vorstellungen des 19. Jahrhunderts fest und glauben allen Ernstes, der Homo ist pervers und Sie sind ein Chorknabe? Oder noch etwas archaischer: Nur weil Sie über einen Schwanz verfügen, werden Sie automatisch zum potentiellen Beuteopfer, auf das er sich bei erster Gelegenheit stürzt wie die Syphilis auf die niedere Geistlichkeit? Ehrlich gesagt, da überschätzen Sie sich!

Zugegeben, es gibt sicher nichts, was es nicht gibt, und also auch Homos außer Rand und Band – aber wahrscheinlich nicht mehr als Sie selbst! Zudem sollten Sie bedenken, dass Sie den Frauen meistens körperlich überlegen sind, die dann Ihre Aggressionen in Kauf nehmen müssen …

Und schließlich und endlich sollten Sie glücklich sein,

dass auf diese Weise eine Unmenge an Rivalen aus Ihrem Jagdrevier ausscheidet, mit denen Sie sich unter anderen Umständen messen müssten …

Abschließender Hinweis

Zum Abschluss möchte ich Ihnen ganz einfach raten, den Frauen große Aufmerksamkeit und Liebe zu schenken – sie verdienen es.

Ich kann nur hoffen, dass Sie ein wenig über das schöne Geschlecht hinzulernen konnten und mir verzeihen, dass ich es gewagt habe, Ihnen den Weg zu zeigen. Das soll jetzt nicht nur so dahingesagt sein, denn viele Frauen haben bei der Idee, dass ich ein solches Buch schreibe, geschmunzelt, die Männer hingegen waren davon meistens überhaupt nicht angetan (ausgenommen natürlich die Intelligenten, zu denen Sie glücklicherweise …). Nein, ich will keineswegs über Sie urteilen. Sie sind für mich ein Bruder, der einfach auf dem Pfad holder Weiblichkeit noch nicht so weit vorgedrungen ist … und das ist gut so! Ob Sie nun alles anders machen wollen oder nicht, eins ist sicher: *Die Frauen wollen vor allem eins – geliebt werden!* Der Weg mag steinig sein, aber er lohnt sich in jedem Fall (besonders für Sie)!